全国名老中医

陈慧侬 教授

治疗不孕症经验集

陈慧侬 李卫红 主编

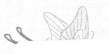
U0388036

化学工业出版社

·北京·

近年来，不孕症的发病率有明显上升的趋势，影响人类生殖健康。中医药在不孕症的研究和治疗中具有独特的优势和特色。全国名中医陈慧侬教授运用中医药治疗不孕不育症积累了丰富的临床经验，取得很好的疗效，被称为"送子观音"。本书在归纳中医药治疗不孕症的进展基础上，挖掘提炼陈慧侬教授治疗不孕症的学术思想，系统梳理陈慧侬教授治疗不孕症的临证思路和十法十方及其临床应用，并总结陈慧侬教授治疗不孕症的临床经验以及核心思想，通过经验集可以清晰地体会到全国名中医陈慧侬教授的临床思维活动，可以从中学习治疗不孕不育症的思路、方法和具体的用药经验；对中医药治疗不孕不育症，具有重要的参考和指导意义。本书适于中医药及中西医结合临床、教学、科研工作者参考和借鉴。

图书在版编目（CIP）数据

全国名老中医陈慧侬教授治疗不孕症经验集／陈慧侬，李卫红主编．—北京：化学工业出版社，2019.3（2024.4重印）
ISBN 978-7-122-33575-3

Ⅰ．①全…　Ⅱ．①陈…②李…　Ⅲ．①不孕症－中医临床－经验－中国－现代　Ⅳ．①R271.14

中国版本图书馆CIP数据核字（2019）第000136号

责任编辑：赵兰江　　　　　　　　　文字编辑：赵爱萍
责任校对：边　涛　　　　　　　　　装帧设计：张　辉

出版发行：化学工业出版社
　　　　　（北京市东城区青年湖南街13号　邮政编码100011）
印　　装：北京科印技术咨询服务有限公司数码印刷分部
787mm×1092mm　1/32　印张10$\frac{1}{4}$　字数145千字
2024年4月北京第1版第5次印刷

购书咨询：010-64518888
售后服务：010-64518899
网　　址：http://www.cip.com.cn
凡购买本书，如有缺损质量问题，本社销售中心负责调换。

定　　价：48.00元　　　　　　　　　版权所有　违者必究

编写人员名单

主　编	陈慧侬　李卫红
副主编	李卫民　俸曙光
编　者	陈慧侬　李卫红　俸曙光
	李卫民　余丽梅　李　婧
	黄小凤　薛　艳　刘　妍
	吴　彬　李宛蓉　尹姝珂
	陆海美　韦玉竹　马秋平

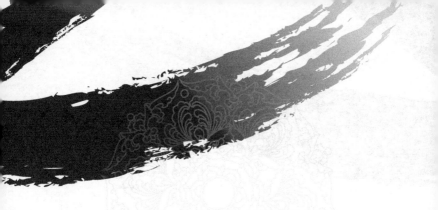

　　不孕症是妇科的常见多发病，也是世界性共同关注的疑难病之一。近年来，不孕症的发病率有明显上升趋势，影响人类生殖健康。中医药在不孕症的研究和治疗中具有独特的优势和特色，全国名老中医陈慧侬运用中医药治疗不孕症具有其独特的优势和特色，并取得很好的疗效。

　　2017年6月28日，人力资源社会保障部、国家卫生计生委、国家中医药管理局三部委联合表彰我的导师陈慧侬教授并授予首届全国名中医的光荣称号。陈慧侬教授为第一批全国中医药传承博士后合作导师，全国第三批老中医药学术经验继承导师，全国名老中医药专家传承工作室建设项目指导专家，桂派中医大师，师从首届国医大师、妇科专家班秀文教授，现已从事教学、医疗和科研工作50余年，至今仍在一线坚持临床、教学和科研工作，她德艺双馨、技术超群，擅长运用中医药治疗各种妇科疑难病症，尤其对不孕症、子宫内膜异位症、更年期综合征、慢性盆腔疼痛症等有独到见解，取得显著的临床疗效，在全国中医妇科界享有极高的声誉。她出版专著四本，参与专业教材编写数部，撰写专业论文三十余篇，分别在专业学术会议、各级期刊上发表，主持和参加多项省级科研课题，其中在"葡萄胎病因研究"中发现在葡萄胎患者体细胞G显带染色体有异常细胞嵌合体现象，运用中药改变患者的体质而改变嵌合体现象，而且撰写三篇论文参加国际性学术会议并获奖。她有"送子观音"的美称，为许许多多的家庭送去笑声和幸福，她的妙手回春挽救了许多痛苦的家庭。

陈师在多年的临证实践中，善于学习、吸收历代名家和同道的宝贵思想和经验，博采众长，逐渐形成了自身独特的治疗不孕症的学术思想体系。几十年如一日，她一直坚持读经典、做临床，在长期的临床实践积累的大量临床验案中凝聚其学术闪光点与思想精华，蕴含着她治疗不孕症的创新思维和创新成果。因此，对陈慧侬教授学术思想及临证精华进行系统学习、整理，具有实用的临床意义及学术价值。陈师在临床中注重辨病与辨证相结合，衷中参西，中医经典理论与临床实践相结合；学术思想主要体现在"肾主生殖，补肾调周；以血为用，顾护阴血；补肾活血，精血同治；病证结合，审因论治"等。

多年的临床实践中，陈师在排卵障碍性不孕、子宫内膜异位症（痛经）、卵巢早衰或卵巢储备功能下降（月经先期或月经后期）、多囊卵巢综合征（月经后期、闭经）、高泌乳素血症（月经后期）、输卵管炎性不孕等不孕症治疗中，充分发挥中医药优势，提出独到见解，获得满意疗效。在不孕症诊治中，根据久病穷及肾以及损伤气血，提出肾虚血瘀为主要病机，结合其病证特点，排卵障碍性不孕、多囊卵巢综合征的病机为肾虚，子宫内膜异位症的病机关键为血瘀，卵巢早衰或卵巢储备功能下降其病理基础为肾阴亏虚，高泌乳素血症的病机为"肝郁肾虚"，输卵管炎性不孕的病机为"湿热瘀结，胞脉不通"，故治疗在补肾活血的基础上分别予以补肾调周、活血化瘀、补肾养阴、疏肝解郁、清热利湿、活血通络等治疗。为更好地总结她的这些珍贵的学术思想、临证思路，我们特别编写了这本书，以为后人提供借鉴。

　　本书在编写过程中，由于时间仓促，编者的学识和水平有限，如有疏漏之处，恳请同行和读者指正。

李卫红

2018年10月

目 录

第一章 陈慧侬教授辨治不孕症总论

第二章　陈慧侬教授治疗
不孕症临证经验

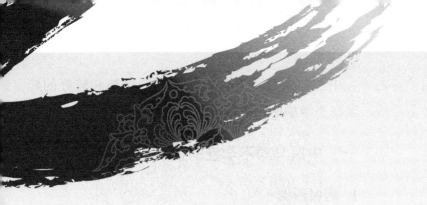

第一章　陈慧侬教授辨治不孕症总论

第一节　不孕症的研究进展

凡婚后未避孕、有正常性生活、同居2年以上而未受孕者，称为不孕症。不孕症的发病率占已婚妇女的10%左右。近年来不孕症患者呈逐年增长趋势，随着我国于2013年开放"单独二胎政策"和2015年全面放开"二胎政策"以来，不孕不育患者尤其是高龄二胎妇女的就诊率急剧增多，已成为影响人类生殖健康的问题之一。中医药治疗不孕症有着独特的优势和较好的疗效，现将不孕症的中医药研究进展总结如下。

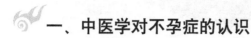
一、中医学对不孕症的认识

1. 病名溯源

历代医家重视不孕症的研究。早在《周易》记载"女子三岁不孕"，首先提出了不孕症的病名及年限界定。《素问·上古天真论》[1]云："七七，任脉虚，太冲脉衰少，天癸竭，地道不通，故形坏而无子也。"提出了无子的生理现象。又在《素问·骨空论》[1]指出："督脉者，起于少腹以下骨中央，女子入系廷孔，其孔，溺孔之端也，其……此生病，从少腹上冲心而痛，不得前后，为冲疝，其女子不孕"的病理。《神农本草经》紫石英条下记载"女子风寒在子宫，绝孕十年无子"。《金匮要略·妇人杂病脉证并治》[2]温经汤条下说："亦主妇人少腹寒，久不受胎"。温经汤是现有文献记载的第一条调经种子之方。

2. 病因

（1）先天生理缺陷　由于夫妇一方或双方存在先

天性或后天性生殖器缺陷者则药物难以取效。元代朱丹溪在《格致余论·受胎论》[3]中指出"女涵男"的真假阴阳人不能生育。明代万全在《广嗣纪要》指出，"五不女（螺、纹、鼓、角、脉）"和"五不男"不能生育。

（2）六淫致病　风、寒、暑、湿、燥、火六淫中，其中以寒、热、湿三邪更易导致不孕的产生。隋代巢元方重视风寒致病，他在《诸病源候论·妇人杂病诸候》[4]中指出："子脏冷无子者，由将摄失宜，饮食不节，乘风取冷，或劳伤过度，致风冷之气乘其经血，结于子脏，子脏则冷，故无子。"

唐·孙思邈《备急千金要方》[5,6]妇人方三卷和《千金翼方》[7]，将不孕称为"断绪""全不产""不孕绝产"等，认为"妇人者，众阴所集，常与湿居……月水去留，前后交互，瘀血停滞，中道断绝，其中伤堕，不可俱论矣"。

元代朱丹溪在《丹溪心法·子嗣》中指出："若是肥盛妇人，禀受甚厚，恣于酒食之人，经水不调，不能成胎，谓之躯脂满溢，闭塞子宫，宜行湿燥痰"。首次提出痰湿可致不孕。

（3）七情内伤　七情内伤可引起情志变化，造成气血运行不畅，气滞血瘀，两精不能相搏而导致不孕。明代张景岳《妇人规》提出"情怀不畅，则冲任不充，冲任不充则胎孕不受"的内伤七情导致不孕的机理。

《竹林女科证治·卷四》云："妇人思郁过度，致伤心脾冲任之源，血气日枯，渐至经脉不调，何以成胎？"

（4）生活因素　多由于房劳多产、饮食不节、劳逸过度、跌扑损伤等影响脏腑、气血、冲任的正常功能而导致不孕。《诸病源候论·妇人杂病诸候》中引《养生方》言："月水未绝，以合阴阳，精气入内，令月水不节，内生积聚，令绝子，不复产乳。"指出妇人房事不节，余血未净，与邪气相搏而成癥瘕，导致不孕。南齐褚澄《褚氏遗书·精血》中则言："合男子多则涩枯虚人，产乳众则血枯杀人"。指出房事过频、产孕过多，必致精亏血枯引起不孕。

宋·许叔微《普济本事方·卷第十·妇人诸疾》云："治妇人月经不调，每行数日不止，兼有白带，渐渐瘦悴，饮食少味，累年无子"。论述脾肾阳虚，火不温土，脾虚失运，生化不足可致月经不调，带下日久可致不孕。

（5）体质因素　在《丹溪治法心要·卷七》云：
"肥者不孕，因躯脂闭塞子宫，而致经事不行……瘦者
不孕，因子宫无血，精气不聚故也"。

3. 病机

（1）肾虚　肾藏精气，精化气，肾中精气的盛衰主
宰着人体的生长、发育和生殖。《素问·上古天真论》[1]
云："女子……，二七而天癸至，任脉通，太冲脉盛，
月事以时下，故有子。"

肾气虚：肾气亏虚，则冲任虚衰不能摄精成孕，导
致不孕。《圣济总录》云"女子无子，由于冲任不足，
肾气虚弱故也"。为肾气虚不孕之说。

肾阳虚：肾阳衰惫，命门火衰，不能温煦子宫，子
宫虚冷，则不能摄精成孕。《素问·骨空论》有不孕之
名，曰："其女子不孕……督脉生病，治督脉"。督脉
主一身之阳，阳虚不能温煦子宫，子宫虚冷，不能摄
精成孕。宋代《圣济总录》云："妇人所以无子者，冲
任不足，肾气虚寒也。"

若肾阴不足，胞脉失养，则不能成孕。《傅青主女

科·种子》亦云："瘦人多火，而又泄其精，则水益少，而火益炽……此阴虚火旺，不能受孕。"

（2）肝郁 肝气郁结，冲任不能相资，不能摄精成孕，导致不孕症。《景岳全书》[8]中曰："产育由于血气，血气由于情怀，情怀不畅，则冲任不充，冲任不充则胎孕不受"。《傅青主女科》[9]强调："妇人有怀抱素恶，不能生育者"。不孕症可由怀抱素恶引起。故《家传女科经验摘奇》谓之："……治疗之法，女子当养血抑气，以减喜怒。"

（3）痰湿 痰湿阻滞气机，胞脉受阻，则不能摄精成孕。元代朱丹溪在《丹溪心法·子嗣》中指出："若是肥盛妇人，禀受甚厚，贪于酒食之人，经水不调，不能成胎，谓之躯脂满溢，闭塞子宫，宜行湿燥痰"。首次提出痰湿可致不孕。

（4）血瘀 西晋·皇甫谧在《针灸甲乙经·妇人杂病》云："女子绝子，衃血在内不下，关元主之。"首先提出瘀血是导致不孕症的病机。《张氏医通·妇人门》云："若因瘀积胞门，子宫不净，或经闭不通，或崩中不止，寒热体虚而不孕者。"又云："妇人立身以来全不产，及断乳后十年、二十年不产，此胞门不净，中有瘀积结滞也。"

综上所述，在中医古代文献中，不孕的病因有：①先天生理缺陷；②六淫致病；③情志失调；④生活因素；⑤体质因素。病机包括虚、实两类。虚证有：肾气虚、肾阳虚、肾阴虚。实证有：①肝郁；②血瘀；③痰湿。

4. 治法方药

（1）补肾健脾益气　此法适用于脾肾气虚不孕症者。《景岳全书·妇人规·子嗣类》[8]指出，不孕有因"妇人血气俱虚，经脉不调，不受孕者"，治宜补气血，"惟毓麟珠随宜加减用之最妙，其次则八珍益母丸亦佳"。毓麟珠和八珍益母丸均以八珍汤为基础，分别加菟丝子、杜仲、鹿角霜、川椒和益母草。

（2）温肾暖宫　此法主要适用于治疗宫寒不孕症。方如《千金翼方》紫石天门冬丸、《圣惠方》阳起石丸、《济生方》暖宫丸等，俱以补肾中阳气为主。方中多用阳起石、紫石英、干姜、吴茱萸、禹余粮、肉桂、杜仲等温肾暖宫之品，并佐以当归等活血之药，以使命门火旺，胞宫得暖，胞脉受荫，而寒自散，如春日温和之气，从而摄精受孕。

（3）补肾填精　此法适用于肾精不足、冲任虚损而致不孕者。较为有名的方剂有《证治准绳·女科》所录赵氏肉苁蓉菟丝子丸、《傅青主女科》[9]养精种玉汤等。临床上常以养精种玉汤合二至丸运用。主要药物有：熟地黄、白芍、山茱萸、菟丝子、当归、女贞子、墨旱莲等。

（4）疏肝解郁　此法适用于肝郁不孕者。清代傅山创制的开郁种玉汤治疗此证疗效尤佳，堪称此类治法的代表方。

（5）活血化瘀　此法主要适用于治疗血瘀不孕症。如《千金翼方》荡胞汤，《太平惠民和剂局方》失笑散，都是临床应用较多的方剂；明清以后，治疗不孕的方药又有所发展，《医宗金鉴》桃红四物汤、《医林改错》少腹逐瘀汤等成为常用方剂。

（6）燥湿化痰　此法主要适用于治疗痰湿所致的不孕症。朱震亨《丹溪心法》指出痰湿不孕的治疗应用燥湿化痰法，可用导痰汤及南星、半夏、苍术等药。傅山《傅青主女科》认为，治病必求其本，除燥湿化痰外，尚需健脾益气，故用加味补中益气汤。

二、现代中医对不孕症的研究

不孕症发病率10%～15%，病因复杂，主要有排卵障碍性不孕、输卵管阻塞性不孕、子宫内膜异位症不孕及免疫性不孕，其他还有子宫因素、宫颈因素以及精液异常等原因。下面就不孕症的中医研究进展进行概述。

1. 排卵障碍性不孕

卵子是生殖之精，藏于肾，其发育成熟与肾精充盛密切相关，而卵子的正常排出有赖于肾阳鼓动，肝之疏泄，冲任气血调畅。其中任何一个环节出现问题，均会导致排卵功能障碍，而致不孕。肾精亏虚，卵子难以发育成熟是排卵功能障碍的根本原因。肾阳亏虚，排卵缺乏内在动力；肝气郁结，肝失疏泄，不能疏泄卵子排出；冲任气血瘀滞，阻碍卵子排出。

中医辨证本病多为肾虚、肝郁、气滞血瘀证型，治疗以补肾、疏肝、活血为主。补肾为促进卵泡生长、发育并排出的关键。如王氏[10]用调经种子汤（菟丝子、枸杞子、紫河车、黄精、当归、熟地黄、党参、柴胡、女贞子、墨旱莲、砂仁）治疗排卵功能障碍性不孕症132例，结果半年内妊娠率67.43%，一年内妊娠率78.03%。张氏[11]用排卵汤（基本方附子、鹿角片、当归、山茱萸各10g，熟地黄、巴戟天、菟丝子、枸杞子、淫羊藿、覆盆子各15g）治疗排卵性不孕症204例，结果治愈168例，好转23例，未愈13例，总有效率94%。在补肾的基础上加以健脾、疏肝、活血的药物以提高疗效。李氏[12]认为，肝气郁结，肝失疏泄，卵子排泄不畅，而黄体不健多与肝郁有关，造成不孕。用补肾调肝方加味（熟地黄、菟丝子、女贞子、山茱萸、柴胡、枳壳、白芍、鸡血藤、丹参）补肾益精、调肝活血，对促进卵子的发育成熟有明显作用。吴氏[13]在补肾助孕汤中配伍白芍、香附、青皮疏肝理气及茺蔚子、赤芍、泽兰、红花等活血之品。

而且根据月经周期气血阴阳的变化，在月经不同阶段选用不同的方剂。如夏桂成[14]提出了月经周期的七期分类法，即：行经期为重阳必阴的转化阶段，重在活血调经，可用加减五味调经汤、加减通瘀汤、逐瘀脱膜汤及加味失笑散。经后初期是阴长的基础阶段，故应滋阴养血，以阴扶阴，可选用加减归芍地黄汤、二至丸、二甲地黄汤、滋阴奠基汤。经后中期阴长已达中等水平，属于阴长至重的过渡阶段，治疗应滋阴养血，佐以助阳，常用方有健脾滋阴汤、滋肾生肝饮。经后末期阴长水平较高，渐趋于阴长至重的水平，治疗应予滋阴助阳，阴阳并调，常用方有加减补天五子种玉汤、健固汤、加减滋肾生肝饮。经间排卵期，重阴转阳的变化阶段，治疗予以补肾活血，重在促新，常用方有补肾促排卵汤。经前前半期，阳长阴消，治疗予以补肾助阳，扶助阳长，常用方有毓麟珠、健脾温肾汤。经前后半期，重阳的持续期，冲任血海充盛，治疗予助阳理气，补理兼施，常用方有毓麟珠合越鞠丸、健脾温肾汤。

中医药治疗排卵功能障碍性不孕主要从补肾、疏肝理气、活血化瘀论治，结合中药人工周期疗法在治疗上也取得了较好的临床效果。

2. 输卵管阻塞性不孕

目前研究认为，在女性不孕的病因中，输卵管阻塞的比例高，约占整个不孕症人群的45% ～ 55%[15]，其中在美国约占女性不孕症患者的30% ～ 50%[16]，据统计我国占20%～40%[17,18]。

中医学中无"输卵管阻塞"病名，但有"不孕"的记载，根据其临床表现，可归于"癥瘕""无子""断续""绝嗣"等范畴。由于胞脉瘀阻，或兼热邪，或兼气滞，或兼痰湿，或兼寒湿，或兼气虚，或兼肾虚所致。采用中医药治疗取得了较好的疗效。

中医药辨证治疗：李丽芸教授认为输卵管因素导致的不孕与湿邪（分外湿、内湿）关系最为密切[19]。临床辨证分为湿热瘀结、寒湿瘀滞、痰湿瘀滞、气滞血瘀、气虚血瘀、肾虚血瘀六型。治法上重视祛湿化浊散瘀，湿热瘀结者治以清热利湿、活血化瘀，止带方加减；气滞血瘀者治以行气活血、化瘀通络，膈下逐瘀汤加减；寒湿瘀滞者治以温经散寒、活血通络，少腹逐瘀汤加减；痰湿瘀滞者治以活血化瘀、化痰调经，苍附导痰丸加味；气虚血瘀者治以益气补血、活血祛瘀，当归补血汤加减；肾虚血瘀者治以补肾活血通络，补肾活血汤加味。

自拟专方治疗，宋春辉等[20]将该病分为气滞血瘀和邪毒内蕴两型，认为气滞、血瘀、毒壅是输卵管阻塞性不孕症的3个主要病理症结。肝气不疏（气滞）是输卵管阻塞性不孕症发病的始因，湿热邪毒外侵或内生（毒壅）是其发病的内在基础，血瘀是发病的中心环节，贯穿病变的始终。理气通络、活血化瘀、清热解毒是治疗的首选治则。运用自拟桃红通管胶囊（桃仁、红花、当归、川芎、白芍、黄柏、鱼腥草、白花蛇舌草、路路通、王不留行、荔枝核、柴胡等）治疗48例该患者，配合输卵管通液术，经治1年后，有效率95.8%。

周期论治法：付金荣[21]总结蔡小荪教授治疗输卵管阻塞性不孕的经验：经期注重攻邪，药多选四物汤加败酱草、王不留行、路路通等活血化瘀、理气通滞清热，服至经期干净；排卵前攻邪为主，育肾为辅，予以通络方加减（云茯苓、生地黄、怀牛膝、路路通、炙穿山甲片、公丁香、淫羊藿、石楠叶、制黄精、桂枝、王不留行、广地龙、皂角刺）；排卵后则注重益肾温煦（云茯苓、生地黄、熟地黄、仙茅、淫羊藿、鹿角霜、女贞子、紫石英、巴戟天、麦冬、山茱萸）。

内服中药的基础上，结合外治法能显著提高临床疗效。一是直肠给药：顾华等[22]将输卵管阻塞性不孕症的82例患者随机分为治疗组50例，西药组32例，治疗组采用妇炎汤（三棱10g、莪术15g、丹参25g、延胡索20g、枳壳15g、川楝子15g、牛膝20g、土茯苓20g、鱼腥草20g、连翘20g）保留灌肠，西药组用庆大霉素注射液加生理盐水、地塞米松、糜蛋白酶宫腔注药，治疗后中药组在输卵管复通率、妊娠率、症状改善方面显著优于西药组（$P<0.005$）。二是中药外敷：主要有穴位敷贴疗法、敷脐疗法、药包热敷疗法等。史淑荣[23]应用药物：透骨草100g、伸筋草100g、红藤150g、赤芍15g、路路通150g、三棱150g、莪术150g、牡丹皮100g、水蛭10g、虻虫100g、皂角刺200g、没药150g、乳香150g、艾叶30g、当归300g，外敷于少腹部，使温度持续在40℃左右。每晚1次，每次50min，5天更换药袋1次。行经期间停用，15天为1个疗程。17例患者经过4个疗程治疗，输卵管通畅9例。5～8个疗程后输卵管通畅再有8例，总有效率为100%。此外外治法还有温针灸、中药通液、宫腔注药、中药离子导入、耳穴等方法。

3. 免疫性不孕

免疫性不孕是指生殖系统抗原的自身免疫或同种免

疫引起的不孕症。在不孕症中20%～40%由免疫因素引起。其免疫因素以抗精子抗体（AsAb）、抗子宫内膜抗体（EmAb）、抗卵巢抗体（AoAb）、抗透明带抗体（PzAb）、抗绒毛膜促性腺激素抗体（HCGAb）、抗心磷脂抗体（ACA）等多见，西医多采用避孕套隔绝疗法、免疫抑制疗法、宫腔内人工授精等方法治疗，效果欠佳，且有副作用，近年来中医在治疗本病方面取得了可喜成果，将其研究概况综述如下。

关于免疫性不孕病因，大多数医家认为女多为本虚标实，主要病因病机为肾虚为本，湿瘀互结为标。肾虚是免疫性不孕症的主要发病原因，血瘀与湿热是免疫性不孕症的主要致病因素。夏桂成[24]认为该病以肝肾阴阳气血失调为本，瘀血湿热为标。来叶根[25]认为该病以肾虚为本，瘀血、热毒为标。赵凯[26]认为AsAb阳性不孕病机为肾虚、冲任损伤，精血凝集，痰瘀夹杂，结于胞中，阻碍摄精故不能成孕。刘静君等[27]认为本病的发生肾虚为本，血瘀为标，虚实夹杂是其特点。

中医药治疗免疫性不孕有明显的优势。汤月萍[28]运用夏桂成教授的临床验方滋阴抑抗汤治疗，药用炒当归、赤芍、白芍、淮山药、干地黄、柴胡、牡丹皮、生蒲黄、白花蛇舌草、钩藤、山茱萸等。对血AsAb和EmAb的治疗效果呈正相关（$P<0.01$），说明该方在降低血AsAb滴定度的同时，能够调节机体免疫功能，减少自身免疫，消除自身抗体的产生。黄健等[29]用滋肾消抗方（组成：生地黄15g，山茱萸10g，桑寄生15g，桑椹15g，枸杞子15g，何首乌10g，茯苓15g，薏苡仁30g，黄柏6g，赤芍15g），日1剂，治疗1个疗程后，单一AsAb阳性12例转阴11例；单一EmAb阳性16例转阴13例，两种抗体阳性57例仅AsAb转阴14例，仅EmAb转阴2例，两种抗体均转阴37例，两种抗体均未转阴4例。抗体转阴后临床妊娠33例（AsAb转阴11例，EmAb转阴5例，两种抗体阳性转阴17例），占38.8%。奚嘉等[30]用自拟消抗灵合剂（药物组成：红藤、败酱草、茵陈、黄芩、虎杖、当归、丹参、川芎、麦冬、生地黄、茯苓、泽泻、香附、菟丝子等）治疗免疫性不孕抗精子抗体阳性患者，在治疗期间采用工具避孕，转阴率81.25%，妊娠率53.13%。

4. 子宫内膜异位性不孕症

子宫内膜异位症（EMs）是子宫内膜腺体和组织

出现在子宫腔以外的一种疾病。不孕妇女中EMs的发生率为25%～40%，而EMs患者中不孕的发生率为30%～50%，目前现代医学对EMs不孕尚无令人满意的治疗方法。

子宫内膜异位性不孕症的病机关键为"瘀血阻滞"。蔡小荪[31]认为"宿瘀内结"是本病的基本病机；夏桂成[32]提出瘀血内停为本病基本病理，认为"气、血、痰"为本病关键。"瘀久夹痰，渐成瘕"为病机演变特征。指出肾气不足是其本，血瘀凝结是其标。褚玉霞、欧阳惠卿教授认为该病基本病机为"肾虚血瘀"[33,34]，认为肾精亏少则冲任胞脉失于濡养，冲任气血不足，气血易滞而瘀阻，瘀血壅阻于冲任、胞宫、胞脉、胞络，影响气血运行，出现不通则痛，引起痛经、月经不调；瘀积日久，癥瘕形成，阻碍精卵结合，导致不孕。

子宫内膜异位性不孕症的治疗以活血化瘀为原则。夏桂成[32]治疗内异症性不孕以活血化瘀祛痰治其标，温肾益气治其本，根据不同的证型灵活用药。经前期及经期采用因势利导的方法，重活血化痰，兼以温阳止痛。常用方药为夏老经验方内异止痛方：肉桂5g，

五灵脂（包煎）、三棱、莪术、芥子、续断、杜仲各
10g，延胡索15g，牡丹皮10g，益母草30g。平时燮理
阴阳，调周助孕（经后期补肾活血生精；排卵期补肾
助阳调气血，推动卵子排出；经前期予以毓麟珠合七
制香附丸助阳疏肝、理气化瘀）；并结合局部中药灌肠，
使药到病所，提高疗效。

褚玉霞[33]治疗该病以"补肾益精、活血祛瘀并重"
为原则。拟定由紫石英、紫河车、淫羊藿、熟地黄、
菟丝子、枸杞子、当归、川芎、丹参、香附、川牛膝
组成基本方治疗本病。结合妇女月经周期特点进行辨
证施治，非经期以"癥瘕"的表现为主，宜适当加用
软坚消癥之品如鳖甲、生牡蛎、鸡内金等以消除癥块。
经期则主要表现为"痛经"的症状，自拟方潮舒煎剂
加减治疗（桃仁、红花、川芎、泽兰、肉桂、延胡索、
乌药、川牛膝、香附），共奏活血化瘀、通络止痛之
效。若痛甚可选用水蛭、土鳖虫等虫类药以加强止痛
之功；痛甚致恶心、呕吐者可选用吴茱萸以温经散寒
止呕；痛甚致腹泻者可减桃仁，加山药健脾止泻。

蔡小荪[31]以活血化瘀为治疗大法，适时加用补肾
调周法进行治疗，使体内肾精、肾气充足，有利于提

高受孕率。治疗首先通因通用，以通促孕。由于瘀血阻滞引起内异症痛经、月经失调的表现，予以活血化瘀使瘀血去，新血安，冲任调和，方可经调而种子。蔡老师自拟内异系列方，内异Ⅰ方（当归、川芎、赤芍、丹参、川牛膝、制香附、生蒲黄等），功效活血化瘀，调经止痛；内异Ⅱ方（当归、生地黄、丹参、白芍、生蒲黄、花蕊石等），功效活血调经，化瘀止崩，二方用于经期，意在让瘀血随经而下；内异Ⅲ方（茯苓、桂枝、赤芍、牡丹皮、桃仁、皂角刺、石见穿等）功效活血消癥，用于经净后。以此三方为基础进行治疗，使瘀血散而新血通，则中期出血、经前出血等症可愈，亦不会错失受孕时机。二是辨期辨病，中西合璧。结合月经周期调治法，在经后期加用孕Ⅰ方（茯苓、生地黄、熟地黄、牛膝、路路通、淫羊藿、黄精等）育肾通络；根据基础体温情况，黄体期则改用孕Ⅱ方（茯苓、生地黄、熟地黄、巴戟天、山茱萸等）维持黄体功能，有利于受孕。三是灵活用药，轻重自如。根据病情，灵活用药，小剂量常用至3～5g，大剂量则多至30g。四是注重情志，顾护脾胃。由于痛经、不孕易出现肝气郁结，情志抑郁不畅，除精神疏导外，加疏肝解郁之品如制香附、柴胡、郁金等，助其条畅气机，疏导情志。由于癥瘕以及活血化瘀药物容易损伤脾胃，治疗常加党参、黄芪、白术、茯苓等健脾益气，以后天养先天。

5. 其他因素

引起不孕的还有子宫因素、社会心理因素、生活方式与环境因素、维生素和矿物质、遗传因素等原因。子宫性因素有先天性子宫畸形，包括无子宫、双角子宫或单角子宫及子宫纵隔、幼稚子宫；子宫颈管狭窄、宫颈炎；子宫肌瘤、子宫内膜息肉、慢性子宫内膜炎、子宫腔粘连，这些因素完全或部分阻碍了精液进入宫腔，从而导致不孕。由于人工流产、放置宫内节育器及其他宫腔操作造成的宫腔感染和粘连，也可导致不孕症发生。社会心理因素是导致不孕的一个重要原因。人的生殖周期受下丘脑－垂体－卵巢轴的控制，社会心理因素的刺激传入大脑皮质后，通过性腺轴释放出激素，影响生殖内分泌功能，导致持续不排卵和排卵功能障碍，出现不孕。不良的生活方式与环境因素如抽烟、减肥过度或过于肥胖，部分维生素（维生素A、维生素C）和矿物质的减少和缺乏也成为影响女性生殖功能，导致不孕症的主要原因之一。

　　不孕症的辨证，主要依据月经的变化、带下病的轻重程度，以及全身症状及舌脉，明确脏腑、气血、寒热、虚实，以指导治疗。治疗重点是温养肾气，调理气血，使经调病除，则胎孕可成。李彩霞等[35]在辨证的基础上，结合辨病的方法来治疗不孕症，同时将中药人工周期疗法、补肾法和输卵不通的治疗方法融会贯通，经过配合的中药方剂治疗该病取得了较好的疗效，而且副作用少。杨家林[36]认为引起不孕症的原因肾虚是重要因素，治疗上调治月经的方法以补肾为主，主张在补肾的同时要节欲保精。孙腊梅和张红[37]灸药配合治疗不孕症，药物选用张锡纯的理冲汤灌肠，灸穴选神阙穴，取得76%总有效率的好疗效。

　　综上所述，中医药治疗不孕症主要从补肾助排卵、补肾健脾调理机体功能，养血滋阴，活血通经，通畅输卵管，清热利湿，消除炎症下手。据现代药理研究，活血化瘀药物有促进卵泡发育、子宫内膜修复及受精卵着床、改善内分泌功能和促进炎症吸收及粘连松解等作用。

三、存在问题及展望

（1）目前中医药治疗不孕症大多以临床观察为主，研究样本量较少，诊断标准、观察指标和评价标准比较模糊，缺乏大规模、多中心、双盲的RCT研究，影响了其临床疗效评价和可信度。

（2）不孕症的诊治过程中辨病与辨证相结合不同的医家方法不一样，以及中医药治疗不孕症的方法有药物治疗、针灸治疗、外治法等多样性，而且药物品种种类繁多，还未形成大家共识的规范化治疗。

（3）运用现代化科学技术手段研究中医药治疗不孕症的作用机制、疗效靶点仍待进一步深入研究。

因此，发挥中医药治疗不孕症的特色和优势，在中医药理论的指导下，运用现代科技手段，采用统一的现代生殖医学的观测指标，同时发现新指标，使中医药在不孕症方面的研究既有与中医理论结合的整体观研究，又有深入到分子水平的微观机制研究，丰富中医药的研究路径，使中医妇科理论研究进一步深化。

第二节　陈慧侬教授治疗不孕症学术思想

陈慧侬教授为全国名老中医，为治疗不孕不育的现代医家，她博古研今，吸纳历代医家治疗不孕症的精髓，悉心钻研现代医家临证治疗不孕症经验，并结合多年临床实践，逐渐形成了独具特色的治疗不孕症学术思想。

一、肾主生殖，补肾调周固本

陈慧侬教授对中医理论研究的造诣颇深，她在治疗妇科疾病时注重调理肾肝脾三脏，尤其重视补肾，其学术观点主要源于《黄帝内经》《金匮要略》《傅青主女科》《景岳全书·妇人规》并在传承国医大师班秀文教授的"五脏并重，肝脾肾为宗"的学术思想影响的基础上，认为肾在妇科中具有重要地位，治疗上应重视补肾，并取得较好疗效。她认为妇女病无外乎经、带、胎、产、杂病，月经、孕、产、乳均以血为基础，血来源于五脏，其中脾主统血，为气血化生之源，肝为藏血之脏，主疏泄，能调节血量，调节血流；肾主藏精，精化气，精生血，肾肝脾三脏共同为经、孕、产、乳提供物质基础，其中尤以肾在女性的生理中起着重要作用。

中医学理论认为，肾主封藏，为藏精之脏。早在《内经》首先论及肾的盛衰与人体生长发育及生殖功能之间的关系。《素问·上古天真论》[1]说："女子七岁，肾气盛，齿更发长；二七而天癸至，任脉通，太冲脉盛，月事以时下，故有子……七七任脉虚，太冲脉衰少，天癸竭，地道不通，故形坏而无子也。"肾为先天之本，元气之根，是人体生长、发育和生殖的根本。肾藏精，主生殖，先天之精是生殖的物质基础，而胞宫胞脉司月事及孕育，胞脉系于肾，肾与胞宫密不可分。肾主藏精气，而肾精又为化血之源，为胞宫的行经、胎孕提供物质基础。也就是说，肾气盛是天癸至的前提，是决定月经来潮的先决条件，因此成为中医生殖轴的核心。肾气旺盛，肾精充足，则天癸应时而至，冲任气血充盛，卵泡发育成熟可排卵，则经调子嗣。故有"经水出诸肾""肾主生殖之说"。因此女性的生殖功能包括经、带、胎、产，均赖以肾主生殖发挥其功能作用。

陈慧侬教授认为肾肝脾三脏的失调是妇产科疾病产生的病机，而肾主生殖是影响妇女生殖健康的关键因素，故妇科病的治疗除了健脾养肝疏肝之外，更需注重从肾论治，以补肾固本。在临床上治疗月经不调、闭经、围绝经期综合征、不孕症、妊娠病的胎漏、胎动不安、滑胎等均在"肾主生殖"理论指导下，采用补肾固本法予以调经、助孕、安胎，常用的方剂大多是从毓麟珠、归肾丸、左归丸、右归丸、大补阴丸、大补元煎、两地汤、二至丸等化裁而来，体现了肾主生殖，补肾固本的学术观点，在临床实践中取得很好的疗效。

陈慧侬教授在补肾固本的同时还结合月经周期的特点灵活进行加减[38]，在月经期血室正开，宜因势利导，用桃红四物汤或生化汤荡涤瘀血，复原胞宫；经后期血海空虚，加用补肾养阴填精之左归饮等以促卵泡发育；排卵期重阴转阳，加用巴戟天、红花、丹参以促卵泡排出；黄体期阳长阴消，阴阳充盛，加用补肾壮阳的右归丸等药物以利子宫内膜生长，促进黄体健运；

经前期酌加疏肝活血之柴胡、香附、芍药、丹参、鸡血藤以促内膜生长，有利于胚胎着床。

二、以血为用，顾护阴血

女子以血为用，妇女有经、带、胎、产、乳的生理特点，均以血为基础，李时珍说："女子，阴类也，以血为主。"《灵枢·五音五味》[5]又说："妇人之生，有余于气，不足于血，以其数脱血也。"妇女自青春期开始行经以后，机体始终处于阴血不足的状态，并随着年龄的增长，阴血的不足变得日益明显，成为日后发展为各种妇科疾病的主要内在因素，因此，陈慧侬教授在治疗妇科疾病时，非常注重阴血的养蓄，特别是在不孕症、月经病及更年期综合征中更是处处考虑长养阴血。通过养阴补血以平衡阴阳，而且陈教授强调阴阳的关系，阴为物质基础，阳为功能变化，两者互根互用，但无论阴虚还是阳虚，均应在养阴的基础上灵活辨证加减。在临床上以四物汤加减养血补血，喜用当归、白芍、石斛、沙参、麦冬、何首乌、天花粉、葛根、枸杞子等养阴，如肝阴虚用一贯煎，肾阴虚用六味地黄丸，肺阴虚用沙参麦门冬汤，心阴虚用甘麦大枣汤，脾阴虚用益胃汤。

而且在临床中陈慧侬教授遵行前人"精不足者之以味"的医训，在药物选择上喜用血肉有情之品进行补肾填精，滋养阴血，这些有情之品可以补助人的精、气、神三宝，填补人体之下元，达到调整阴阳、补益气血、补益冲任之目的，如紫河车、龟甲、龟甲胶、鹿角胶、蛤蚧、阿胶等，在陈慧侬教授的医案中，有超过60%的处方中有血肉有情之品，有些甚至两种到三种血肉有情之品同时应用，如在排卵障碍性不孕症的治疗中就常可见到鹿角胶与紫河车、龟甲与鹿角胶、龟甲与紫河车同用，在更年期综合征中蛤蚧与龟甲同用，并且疗效非常显著。

三、补肾活血，精血同治

陈慧侬教授根据几十年的临床经验总结发现妇科疾病并非教科书的单一证型，而是变化多端，其疑难杂症以肾虚血瘀证常见。

肾与血关系密切。肾气充沛，阴阳平衡，天癸泌至，冲任通畅，气血调和，胞宫充溢，则月事以时下，第二性征发育，因此肾和血与女性内、外生殖器官、第二性征关系密切。女性的生殖功能包括经、孕、产、乳，都是以气血为基础，而肾为气血之根。《冯氏锦囊秘录》[39]说："气之根，肾中之真阳也，血之根，肾中之真阴也"。肾藏精，肝藏血，精能生血，血可化精，精血之间相互转化、相互滋生，同为月经提供物质基础，故又有"精血同源"之说；而且肝主疏泄，肾主封藏，一开一合共同调节胞宫，使子宫藏泻有序，能维持正常的经、带、胎、产的生理功能。肾为先天之根本，女性以血为基本，女性的生理病理由肾和血共同所主，肾与血在女性月经生理病理中起着决定性作用。

肾虚血瘀是妇科疑难病的重要病理环节。肾和血又相互滋生、相互依存，肾藏精、精生血、血化精，故肾和血的病理变化，必然导致肾虚血瘀的妇科病证。若先天禀赋不足，多产房劳损伤肾气，肾气亏虚，不能推动气血运行，血流缓慢停滞，逐渐形成瘀血；或肾阴亏虚，阴虚内热，热灼伤血液，热与血渐成瘀血；肾阳虚衰，阳虚肾内寒，寒凝血瘀，均可导致血瘀，故肾虚多兼有血瘀。而血瘀则化精乏源，亦可加重肾虚。女子经孕产乳皆以血为用，容易造成气常有余，阴常不足。由于阴血不足，气血运行迟缓，出现血瘀。

或是经期产后余血未净，感受寒热湿邪，与余血浊液相互搏结形成瘀血；或是内伤七情，气机不畅，气滞血瘀；或是饮食不节，脾胃虚弱，不能化生气血和水湿，气血虚弱或水湿内停阻滞气机，出现血瘀；或是先天禀赋不足，多产房劳损伤肾气，肾气亏虚，不能推动气血运行，血流缓慢、停滞，逐渐形成瘀血。而根据"久病必瘀""久病穷及肾"，亦可导致肾虚血瘀证。因此，肾虚为因，血瘀为果，为肾虚血瘀的基本病理。肾虚瘀血，肾失封藏，瘀血阻滞胞宫胞脉，血不归经，溢于脉外，而产生各种妇科疾病，如月经过少、闭经、崩漏、月经过多、经期延长、月经先期、痛经、围绝经期综合征、胎漏、胎动不安、癥瘕、滑胎、妇人腹痛、妊娠腹痛、不孕症等疾病。

陈慧侬教授根据异病同治的原理，治疗肾虚血瘀证妇科疑难杂病取得很好的疗效。补肾活血法是基于肾虚血瘀的病机而确立的治法，将补肾法与活血法有机结合，通过补肾促进活血，应用活血益于补肾，相互协同以改善肾虚血瘀的病理变化，使机体阴阳平衡，邪祛正存。在治疗不孕症患者，如无排卵型不孕表现为月经不调者，首辨证肾阳或肾阴偏虚，选左、右归丸，或归肾丸，或五子二仙汤，加活血之品，如鬼箭羽、桃仁、丹参、红花、益母草等，在行经第三天服用。如为黄体不足者，用傅青主女方之定经汤以疏肝活血益肾。对瘢痕子宫、内膜过厚、卵不破的不孕，在排卵期或胚胎着床期，用3～5天补肾活血药有助于妊娠。

　　陈慧侬教授认为胎漏、胎动不安、滑胎的发病机制以脾、肾两虚为多见，勿忽视因虚致瘀的临床转归。在临床发现复发性流产、早妊后HCG增高不理想、孕后宫内反复积血、早孕合并子宫肌瘤、子宫腺肌瘤等，用补肾活血安胎法，安胎效果更好，如在寿胎丸的基础上适当与当归芍药散、失笑散、桂枝茯苓丸合用进行加减。更年期综合征的主要机制是肾虚，肾虚血瘀为其病机转归，对一些病程长的顽固性综合征在左、右归丸补肾的基础上加用失笑散、田七、生脉散效果更佳。痛经（内异症）以气滞血瘀多见，但原发性痛经（如膜型月经）、病程长的内膜异位症，其病机多伴有肾虚血瘀，应予补肾活血止痛法，常用药物有鹿角霜、菟丝子、川续断、肉苁蓉、九香虫、三棱、莪术、田七等。

四、病证结合，审因论治

强调辨证施治是指导中医临床工作的灵魂，中医临床一刻也不能脱离这个原则。同时，将西医辨病论治引入中医辨证论治体系，主张辨证与辨病相结合的诊疗方式，在临床工作中，不仅要重视辨证，同时也要强调辨病，辨病与辨证相结合，对疾病的认识才能深化。陈老师已将从辨证论治为主的模式发展为辨证与辨病相结合的模式。

辨证论治和整体观是中医学精华所在。辨证的过程是认识疾病的过程，即将望、闻、问、切四诊所收集的材料进行综合分析，然后归纳判断为某种性质的证的思维过程。辨证是对疾病某一病理阶段的总概括。在临床上围绕主症进行辨证，陈老师最常用的辨证方法是八纲辨证和脏腑辨证。同时，陈慧侬教授在临床中十分重视辨病论治，强调在辨病的基础上进行辨证论治，认为这应该是中医学临床诊疗活动的完整模式和固有特色，辨病与辨证共同构成了完整的中医诊断学概念。在辨病中既要辨西医的病，也要辨中医的病，因为中医与西医是两种不同体系的理论。在运用西医的现代检查方法以明确疾病的病因、病位以及病名的基础上，应避开西医用药的病理生理改变的思维模式，而是应该利用现代医学理论检测手段，拓宽、延长诊断视野，在中医理论指导下，发挥中医辨证论治的优势对疾病整个过程变化的认识作一概括，以辨疾病的虚实、邪正消长，明确疾病的证型而选方用药治疗。在辨证与辨病相结合诊疗中，既要重视同病异证，也要重视同证异病的分析。以"证"为核心进行辨证论治，辨证与辨病相结合，辨证与辨病用药。临床中陈慧侬教授常运用的通治方如蛇床子散，常被用来治疗各种阴道炎，生化汤常用于治疗产后、流产后恶露不绝，寿胎丸常用于治疗胎漏、胎动不安、滑胎等；其他自拟的通治方如五桂温经汤治疗子宫内膜异位症；消抗方治疗免疫性不孕；加减温经汤治疗原发性痛经等。辨病与辨病相结合，在明确西医诊断的基础上，进行辨证论治，针对性强，则有助于临床疗效的提高。

陈慧侬教授于1980年开展的葡萄胎病因课题，主要是针对广西区二万多妇女进行调查，论证肝癌跟葡萄胎关系的研究中发现，在体细胞G显带染色体中有一种与对照组不同的异常细胞嵌合现象，由此提出"亚临床嵌合体"新概念，为进一步研究提供了依据和方向。1988年，作为《葡萄胎病因探讨》的主要研究者，陈慧侬获邀参加第四届世界滋养叶细胞肿瘤学术会议。这个研究结果也得到了国家的重视，由广西壮族自治区科委推荐，中华人民共和国国家科学技术委员会《科学技术研究成果公报》1989年第6期（总第98期）刊载公布了这一研究成果，这项研究后来也获得了广西医学院科技进步奖。陈慧侬教授在此研究基础上运用中医药改善嵌合体情况取得良好的疗效，根据研究结果于1989年开展课题《蛇与补气药在滋养叶细胞肿瘤的辅助治疗的探讨》，并自己做了实验研究。1990年撰写了论文《蛇对提高机体免疫力恶葡治疗的探讨》，1992年又撰写了《滋养叶疾病的一种中药有效辅助疗法》。因疗效确切并对滋养细胞疾病的治疗拓宽了途径，在国内外影响较大，陈慧侬教授分别参加了世界第五届、第六届妊娠滋养细胞疾病学术会议，并在大会上发言。

五、重视湿瘀致病，主张湿瘀同治

陈教授认为湿邪是妇科疾病的重要致病因素。由于湿为阴邪，重浊黏滞，其性趋下，易袭阴位，而胞宫冲任位于下焦，容易损伤冲任、胞宫而导致妇科疾病。湿邪致病，有内湿、外湿之分。外湿多与环境气候有关，如气候潮湿、久居湿地，或经期、产后冒雨涉水感湿发病，湿邪内侵，损伤冲任督带，并随体质而发生热化或寒化，引起带下、阴痒、阴疮或盆腔炎等。内湿多由于脾失健运，或气化失司，水湿停聚而成。水湿内停，阻滞气机，血行不畅而成瘀血；湿为阴邪，易伤阳气，脾阳不足，不能运血摄血，血行迟滞或血失统摄而成瘀；湿瘀互结，郁久化热，热伤阴络，迫血妄行，血不归经而成瘀血，因此出现湿瘀并存的证候，因此患者会出现疼痛、出血、带下、阴痒等症状，多见于盆腔炎、月经失调（经间期出血、月经先期、月经过多、经期延长、崩漏）、痛经、闭经、月经后期、带下病、胎动不安、胎漏、不孕症、癥瘕、妇人腹痛等。陈慧侬教授在临床实践中发现湿瘀是妇科病不可忽视的病因，但大家在妇科致病因素对湿瘀致病的重视不够，因此撰写论文《妇科疾病因湿致瘀之我见》[40]，提出了"因湿致瘀，湿瘀同治"的观点，并总结湿瘀致病的有效治法和方药，进一步完善中医妇科学的病机与治疗内容，可谓是一大突破，广受盛赞。

陈老在临证治疗湿瘀互结疾病时，强调要湿瘀同治，在行气除湿的同时，还应活血化瘀。喜用《金匮要略》的当归芍药散加减以健脾祛湿，行气化瘀。该方重用芍药以敛肝止痛，白术、茯苓健脾益气，合泽泻淡渗利湿，佐当归、川芎调肝养血。诸药合用，共奏肝脾两调，补虚渗湿"湿瘀同治"之功。在临床上常用于血虚肝郁引起的妇科盆腔疼痛症和妊娠腹痛，以及月经失调和卵巢功能障碍。或是祛湿剂与行气活血的方剂合用，如三妙散加佛手散、失笑散、桃红四物汤、血府逐瘀汤等。通过祛湿可改善水液代谢，活血祛瘀改善湿瘀胶结的病理循环，每获良效。

在临证时如瘀血重患者出现疼痛等症状，在祛湿的基础上加用活血化瘀药，如：丹参、鸡血藤、三棱、血竭、田七、当归、川芎、水蛭等。若寒湿重，出现下腹冷痛，畏寒肢冷，则加温经散寒的小茴香、桂枝、吴茱萸等；若湿热瘀结，可见带下黄、下腹灼热疼痛，则加清热利湿的苍术、黄柏、川楝子、薏苡仁、两面针、白花蛇舌草等；若脾肾阳虚所致的月经后期、痛经，则加巴戟天、淫羊藿、肉桂、附子等温补肾阳；或病久损伤气血，则予以健脾益气养血的理冲汤。

六、创新有效方剂，临证得心应手

陈慧侬教授重视方剂的研究与临床应用。对历代名方及民间方，广收博采，重视对一方一药的学习运用，认为"成方"是前人长期临床经验的总结，要把成方应用得得心应手，应不断通过临床实践加以总结归纳。辨方析义，注重方剂君、臣、佐、使的结构、用法和适应证，认为组方应以病机为中心，以法统方，要把理法方药融为一体。而且医者治病要通晓药性，要掌握药物的性味、归经、升降沉浮、功用主治等传统的药性理论，也要了解常用中药的现代药理研究成果。主张借鉴中药现代药理研究成果，提高临床用药的针对性。

陈老注重总结与提高，悉心归纳在临床上用之有效的经验方，探询专病专方。陈老师针对疾病的特点，抓住其共性，可在其专病的基础上结合分型论治，把专病专方和辨证论治有机地结合起来，并结合现代药理研究成果来择药用药，已创立了数首行之有效的方剂。如免疫性不孕用消抗方治疗；子宫内膜异位症用内异痛经灵汤治疗等；围绝经期综合征用淫羊海马散治疗等。分别撰写论文《清热燥湿活血法治疗免疫性不孕一例》[41]发表在《广西中医药》2003，05：58-59，以及《内异痛经灵汤》发表在《广西中医药》1996，01：31；《淫羊海马散治疗绝经后骨质疏松症75例》发表在《广西中医药》2008，06：17-18。

陈老擅用虫类搜剔通络药。推崇叶天士所创之"久病入络"学说，认为"久病伤血入络"使经络闭阻，瘀血更深一层，是许多疾病久治不愈的原因。妇科的一些疾病如输卵管炎性不孕、子宫内膜异位症、滋养细胞疾病引起的HCG异常、癥瘕等病程较长，缠绵难愈，易入络成瘀，非虫类药不能疏络剔邪。叶天士云："病久则邪正混处其间，草木不能见效，当以虫蚁疏逐，以搜剔络中混处之邪"。运用这些虫类药不仅能增强解痉镇痛之功，又可加强活血化瘀之力。陈老认为临床治疗中宜在辨证的基础上加用虫类药，能搜剔经络，松动病根，常取得满意疗效。陈老明确指出所谓"久病入络"，应具有如下证候特点：一是病程长，久治不愈，病情具有一定的顽固性；二是疼痛多表现为瘀血阻滞的刺痛，或疼痛多有固定的部位，或脘腹部包块，经一般活血化瘀药效果不明显或无效。当具有以上特点时，即考虑络病的可能，可在辨证的基础上加用虫类通络止痛药。常用虫类通络止痛药有炮穿山甲、白花蛇、九香虫、地龙、全蝎、蜈蚣、僵蚕等，常用此法治疗久治不愈的疾病，如痛经、输卵管炎性不孕、滋养细胞疾病引起的HCG持续异常等，无不应手有效。

第三节　陈慧侬教授治疗不孕症的临证思路

陈慧侬老师从事中医妇产科工作已经超过50年，凭借着坚实的中医理论，在治疗不孕症过程中积累了丰富的临床经验，形成了一整套辨治不孕症的思路，并验之于临床，取得很好的临床疗效。

一、衷中参西，审因论治

陈老治疗不孕症，善于借助现代医学技术手段以明确不孕症的发病原因，首先了解为原发性不孕还是继发性不孕，继而分清是女方因素还是男方因素；再而明确女方不孕的原因（排卵障碍性不孕、输卵管性不孕、免疫性不孕、子宫性不孕）。陈老常于月经周期的第2～5天检测性激素水平，以了解患者的卵巢功能，有无排卵障碍性不孕，如多囊卵巢综合征、高泌乳素血症、卵巢储备功能下降、黄体功能不全等；其次是通过B超观察患者子宫的形态学情况及卵泡和子宫内膜发育的情况，以了解有无子宫先天发育畸形、子宫肌瘤、子宫内膜异位症，以及卵泡是否发育成熟，是否破裂排出以及卵泡发育成熟的时机等；还要通过X线、B超或宫、腹腔镜了解输卵管是否通畅、宫腔、腹腔情况等。

陈老在明确不孕症的病因后，针对其疾病的特点适当结合西药治疗，并结合中医的辨证论治，调理脏腑冲任气血，使得肾气旺盛，肾精充足，则天癸应时而至，冲任气血充盛，卵泡发育成熟可排卵，并在氤氲之时精卵结合则有子。

二、辨病与辨证相结合

陈慧侬教授在临床中十分重视辨病与辨证相结合论治，强调在辨病的基础上进行辨证论治，认为这应该是中医学临床诊疗活动的完整模式和固有特色，辨病与辨证共同构成了完整的中医诊断学概念。因为中医与西医是两种不同体系的理论，在辨病中既要辨西医的病，也要辨中医的病。在中医理论指导下，运用西医的现代检查方法以明确疾病的病因、病位以及病名的基础上，同时发挥中医辨证论治的优势，通过中医的望、闻、问、切四诊，根据患者的体型、症状、舌象、脉象等，以辨疾病的虚实、邪正消长，明确疾病的证型而选方用药治疗。在辨证与辨病相结合诊疗中，既重视同病异证，也重视同证异病的分析。以"证"为核心进行辨证论治，辨证与辨病相结合，辨证与辨病用药。

陈老经过长期的临床实践积累，认为每一个疾病均有其核心的病机和对应的方药，在此基础上根据患者的证型灵活地进行用药的加减。如排卵障碍性不孕的核心病机是肾阴不足，常用左归丸加减补肾填精助卵泡发育；输卵管性不孕的核心病机是胞脉瘀阻，治疗用疏管汤以行气活血通络；子宫内膜异位症不孕的核心病机是胞宫瘀阻，治疗用内异痛经灵以活血化瘀等；在此基础上结合患者的具体情况辨其寒、热、虚、实，以及治疗不孕症的十大治法和方药临证随症加减，体现中医辨证论治的优势和特色。

三、提出肾虚血瘀为不孕症的核心病机

陈老重视补肾，养血活血。她认为肾藏精，主生殖，先天之精是生殖的物质基础，而胞宫胞脉司月事及孕育，胞脉系于肾，肾与胞宫密不可分。肾藏精气，而肾精又为化血之源，为胞宫的行经、胎孕提供物质基础。肾气盛是天癸至的前提，是决定月经来潮的先决条件，因此成为中医生殖轴的核心。肾气旺盛，肾精充足，则天癸应时而至，冲任的气血充盛，卵泡发育成熟可排卵，则经调子嗣。故有"经水出诸肾""肾主生殖之说"。因此女性的生殖功能包括经、带、胎、产，均赖以肾主生殖发挥其功能作用。因此陈慧侬教授认为不孕症应注重从肾论治，以补肾固本。

女子以血为用，妇女有经、带、胎、产、乳的生理特点，均以血为基础。肾藏精，肝藏血，精能生血，血可化精，精血之间相互转化、相互滋生，同为月经提供物质基础，故又有"精血同源"之说；而且肝主疏泄，肾主封藏，一开一合共同调节胞宫，使子宫藏

泻有序，能维持正常的经、带、胎、产的生理功能。肾为先天之根本，女性以血为基本，女性的生理病理由肾和血共同所主，肾与血在女性月经生理病理中起着决定性作用。因此，陈老在补肾的基础上养血，使精血充足，冲任二脉充盛，则经调子嗣。

女子以血为用，容易产生气常有余，阴常不足。由于阴血不足，气血运行迟缓，出现血瘀。或是经期产后余血未净，感受寒热湿邪，与余血浊液相互搏结形成瘀血；或是内伤七情，气机不畅，气滞血瘀；或是饮食不节，脾胃虚弱，不能化生气血和水湿，气血虚弱或水湿内停阻滞气机，出现血瘀；或是先天禀赋不足，多产房劳损伤肾气，肾气亏虚，不能推动气血运行，血流缓慢停滞，逐渐形成瘀血。而根据"久病必瘀""久病穷及肾"，亦可导致肾虚血瘀证。因此，肾虚为因，血瘀为果，为肾虚血瘀的基本病理。

四、顺应阴阳，补肾调周

陈老根据胞宫的藏泄规律与肾的阴阳消长协调转化规律，结合月经周期的卵泡期、排卵期、黄体期、月经期的不同阶段依时用药，调整月经周期，治疗月经失调性不孕，疗效显著。根据"谨察阴阳之所在，以平为期"的原则，治疗体现"阴中求阳，阳中求阴"大法。具体方法如下。

1. 经后期滋肾养阴助卵长

陈老认为在经后期至排卵期前，此时血海空虚，冲任不足，冲任、胞宫、阴阳气血处于"阴长阳消"的过程，阴长奠定物质基础的时期，是肾阴、天癸滋长的阶段。尤其对排卵障碍性不孕，此期促进卵泡充分发育成熟是治疗的关键所在。因此，治疗上多以益阴补肾填精为主要原则，使天癸盛、冲任固，助卵泡生长发育成熟。方药临床多选用左归丸加减（《景岳全书》）。方中重用补肾益精之血肉有情之品，提高肾阴癸水的水平，奠定卵子产生成长的物质基础，配用其他补肾养阴活血药，可达到促发排卵之目的。临床上陈老用益阴补肾填精为法治疗无排卵或排卵功能障碍受孕率可达60%以上。

2. 经间期温肾活血促排卵

排卵期即氤氲之时，此时阴长至极，卵泡发育已臻成熟，重阴必阳，卵泡在肾阳的温煦气化推动下不断突出于卵巢表面，在肝气的疏泄作用下，卵泡成熟破裂排卵。治疗上，予以温肾壮阳，促进卵泡发育成熟并鼓动卵子排出的基础上，适当加用行气活血之品，使冲任气血运行通畅，以促排卵。在左归丸的基础上加用仙茅、淫羊藿、巴戟天、鹿角胶、丹参、当归、黄芪等。若素体肾阳偏虚，则可改用右归丸加减。若气滞、湿热、痰湿等所致，分别佐以疏肝理气之四逆散、清热祛湿之三妙散、化痰燥湿之苍附导痰丸等。

3. 经前期温肾壮阳健黄体

经前期为阳盛阴生渐至重阳，阳中有阴，月经周期中阴阳消长节律中阳生的高峰时期，肾阳功能渐趋充旺，冲任气血旺盛，则为孕育做好准备。陈老认为，排卵后若黄体功能不全，则孕激素、雌激素分泌不足，子宫内膜发育不良，影响孕卵着床而导致不孕症，此类不孕多以肾脾阳虚为主要病机，肾阳亏虚，命门火衰，阳虚气弱，则生化失期，有碍子宫发育或不能触发氤氲乐育之气，以致不能摄精成孕。治疗以温肾壮阳健黄体为基本法则。陈老喜用右归丸加减，治疗着重于阳，但宜水中补火，阴中求阳，才能使阴阳达到正常水平的平衡。

4. 窗口期补肾活血利孕卵着床

陈老认为由于不孕症多为痼疾，久病必穷及肾，或是不孕症多有人流药流、宫腔镜或腹腔镜等手术病史，手术损伤肾气和冲任气血，肾气亏虚，不能推动气血运行，容易引起冲任气血运行不畅，则血气不和成瘀，胞脉瘀阻，两精不能相合，导致无子。故临床上见患者病史较长，多有手术史，症状见有痛经、月经失调、癥瘕、舌暗，或有瘀点瘀斑，脉弦者。治疗在孕卵着床的窗口期，予以补肾活血之大法，以利于孕卵着床，使得肾气盛，瘀血祛，冲任气血运行通畅，肾以系胎，血以养胎，孕卵得肾精和气血的滋养而生长，常用方剂有当归芍药散合寿胎丸加减。若未受孕则经行，此期为阳气至重，重阳转阴阶段，体内气血阳气气充盛，血海按期满盈，子宫泻而不藏，排出经血，治疗关键在"通"，因势利导，予以补肾活血使经血顺利排出，旧血去，则新血生，又开始新的月经周期。

五、方证对应，用药精简

陈慧侬教授在辨清不孕症患者的病名、病症的基础上，予以方证相对应。而且重视方剂的研究与临床应用，悉心归纳在临床上用之有效的经验方，将经验方辨方析义，分析其君、臣、佐、使的结构、用法和适应证，认为组方应以病机为中心，以法统方，要把理法方药融为一体。同时要通晓药性，掌握药物的性味、归经、升降沉浮、功用主治等传统的药性理论，也要了解常用中药的现代药理研究成果，借鉴中药现代药理研究成果，提高临床用药的针对性。

陈老在长达50余年的临床实践中，针对疾病的特点，抓住其共性，可在其专病的基础上结合分型论治，把专病专方和辨证论治有机结合起来，并结合现代药理研究成果来择药用药，已创立了数首行之有效的方剂。如免疫性不孕用消抗方治疗；子宫内膜异位症用内异痛经灵汤治疗等；围绝经期综合征用淫羊海马散治疗等。临床用药精简，常选用经方或验方治疗主症的基础上，适当加1～2味药解决患者的次要症状，每一剂方药常常是12味左右，不超过15味，药物少而精，却取得显著的临床疗效。

 六、用药特点

1. 用药以补肾为主

各型均可酌情选加补肾药物。卵泡的发育以补肾填精养血为主，陈老常用熟地黄、山茱萸、生地黄、熟何首乌、女贞子、枸杞子、黄精、当归、白芍等；在此基础上卵泡的成熟和排出需要补肾壮阳，常用巴戟天、菟丝子、覆盆子、淫羊藿、鹿角胶、鹿角霜、肉苁蓉、仙茅等，其中鹿角胶、紫河车、菟丝子有较好的促排卵之功。若腰酸膝软，多加杜仲、续断、桑寄生等补肾强腰。

2. 喜用果实类药以助卵泡发育

中医的药物命名"取类比象"，陈老认为果实的种子恰如女子的卵子，果实类药物含有丰富的鞣性物质，甘润滋养可补肾填精养卵，而且有类激素的作用，促进卵泡的发育成熟，临床上喜用五味子、枸杞子、菟丝子、覆盆子、车前子、桑椹、女贞子等。

3. 喜用血肉有情之品

陈老针对卵巢功能欠佳出现的无排卵、卵泡发育不良、内膜薄等，多由于肾阴阳亏虚所致，予以阿胶、鹿角胶、龟甲、紫河车、蛤蚧等以填精补髓。该类药物乃血肉有情之品，绝非草木可比。

4. 调理冲任气血

妇女经、孕、产、乳皆以血为用，最赖于气血充养，同时也最容易耗伤气血，故有"妇女以血为本"之称，临床上应注意补脾益气养血，常用当归、白芍、熟地黄养血，党参、山药、白术、茯苓健脾益气等。若子宫内膜异位症、卵巢肿瘤等气滞瘀血阻滞所致无排卵或卵泡黄素化，予以活血祛瘀，药物常用路路通、王不留行、炒穿山甲、红花、丹参、赤芍、桃仁、三棱、莪术等；若为痰湿所致，常用陈皮、法半夏、香附、茯苓、当归、川芎等化痰燥湿；若为湿热下注所致，常用黄柏、知母、苍术、薏苡仁、芡实等清利下焦湿热药物。

5. 喜用甘润之品养卵

治疗本病以保养精血养卵泡为要，临床慎用大苦大寒或辛燥之品容易伤阴影响卵泡的发育，陈老临床喜用甘温咸润养柔之剂，如喜用巴戟天、淫羊藿、菟丝子、肉苁蓉等以补肾壮阳，少用附子、肉桂辛燥之品以耗血动血伤阴阻碍卵泡发育。喜用知母、黄柏、生地黄、女贞子、墨旱莲、麦冬等养阴清热，少用黄连、黄芩、龙胆、栀子等苦寒之品。

第四节　陈慧侬教授治不孕十法

不孕症是指一年未采取任何避孕措施，性生活正常而没有成功妊娠。分为原发性不孕及继发性不孕。不孕症的发病率为10%～15%，女性不孕的原因主要以排卵障碍、输卵管因素、子宫因素、免疫因素为主。陈师在临证实践基础上结合中医学经典理论，总结治疗不孕症十法十方，对临床不孕症诊治有重要的指导意义。

一、补益肾气法

肾中的精气，是机体生命活动之本，对机体各方面的生理活动发挥着极其重要的作用。肾藏精，精化气，肾中精气的盛衰主宰着人体的生长、发育与生殖。肾气不足能影响天癸的成熟、泌至和冲任的充盈、通畅，呈现功能不足或减退的状态。若先天肾气不足，或房事不节、久病大病、反复流产损伤肾气，或高龄肾气渐衰；肾气虚则冲任虚衰不能摄精成孕。

补益肾气适用于不孕症肾气亏虚者。临床症见：婚久不孕，月经不调或停闭，经量或多或少，色暗；头晕耳鸣，腰酸膝软，精神疲倦，小便清长；舌淡、苔薄，脉沉细，两尺尤甚。尤其适用于黄体功能不全、排卵功能障碍、多囊卵巢综合征等肾气亏虚以及气血不足者。陈师喜用毓麟珠以补肾益气，温养冲任。方中八珍汤双补气血，温养冲任；菟丝子、杜仲温补肝肾，调补冲任；鹿角霜、川椒温肾助阳。诸药合用，既能温补先天肾气以养精，又能培补后天脾胃以生血，使精血充足，冲任得养，胎孕可成。

二、滋肾益阴法

先天禀赋不足，阴精亏虚，或房劳多产，久病失血，耗损真阴，天癸乏源，冲任血海空虚；或阴虚内热，热扰冲任血海，均不能摄精成孕。

明代薛己在《校注妇人良方》中指出，"窃谓妇人之不孕……有肾虚精弱，不能融育成胎者，有禀赋微弱，气血虚损者，有嗜欲无度，阴精衰惫者。"所以《景岳全书》中指出"真阴既病，则阴血不足者不能育胎，阴气不足者不能摄胎。凡此摄育之权总在命门"，清代名医傅山在《傅青主女科·种子篇》[9]云："治法必须大补肾水而平肝木……皆有子之道也"。

滋肾益阴法即采用滋补肝肾之阴的方药以治疗不孕症的方法。适用于婚久不孕，月经先期，量少或经期延长，经色较鲜红；甚或月经后期甚至停闭，或伴两颧潮红，手足心热，口燥咽干，失眠多梦，腰酸膝软，舌质红，苔少，脉细或细数。适用不孕症肝肾阴亏者。肾藏精为先天，且女子以肝为先天，因此滋阴法尤适用于排卵功能障碍、先天卵巢发育不良、多囊卵巢综合征、卵巢储备功能下降或卵巢早衰等女性属先天禀赋不足者。陈师喜用大补阴丸以滋补肝肾之阴。方中熟地黄、龟甲、猪脊髓补肾养阴，填精生髓，扶助正气以培本；知母、黄柏清虚热，泻相火。另外，枸杞子和菟丝子、女贞子和墨旱莲、何首乌和麦冬亦为陈师常用于滋补肾阴的对药。

临床运用要注意以下三点。一是在滋肾养阴的基础上，继以血肉有情之品养之，可酌情选加紫河车、阿胶、鹿角胶、龟甲共奏填精益髓之功。二是滋阴不忘阳，根据阴阳相生相用的原则，《景岳全书》[8]所论："善补阳者，必于阴中求阳，则阳得阴助而生化无穷；善补阴者，必于阳中求阴，则阴得阳升而泉源不竭"，即在滋肾养阴的基础上佐以温肾助阳。三是滋阴药容易碍伤脾胃，应酌加健脾理气之品，如白术、淮山药、茯苓、陈皮、砂仁等。

三、温补肾阳法

《神农本草经》述："女子风寒在子宫，绝孕十年无子"，用紫石英治疗妇人血海虚寒不孕。《金匮要略·妇人杂病脉证并治》中温经汤条下指出："主妇人少腹寒，久不受胎"，认为"少腹寒"为主要病因，并首创治疗不孕方温经汤。素体肾阳虚，或寒湿伤肾，肾阳亏虚，命门火衰，阳虚气弱，则生化失期，有碍子宫发育或不能触发氤氲乐育之气，以致不能摄精成孕。

肾阳亏虚则是指肾阳虚衰，温煦失职，气化失权所表现的一类虚寒证候。妇科临床可见婚久不孕，月经量少、月经后期，面色晦暗，畏寒肢冷，腰膝酸冷，小便清长，夜尿多，大便溏烂。舌淡嫩，苔薄白，脉沉迟，尺部尤甚。肾阳不足，命门火衰，阳虚气弱，治宜温肾暖宫，补益命门之火，所谓"益火之源，以消阴翳"。

温补肾阳法适用于不孕症肾阳亏虚者。尤其适用于黄体功能不全、排卵功能障碍、多囊卵巢综合征等肾阳亏虚者。陈师喜用右归丸、温胞饮以温补肾阳。方中熟地黄、山茱萸、枸杞子、山药滋阴益肾，阴中求阳；菟丝子、杜仲补肝肾之阴，强腰膝；当归养血和血，与补肾之品相配，补养精血；附子、肉桂、鹿角胶温阳化气、直补肾阳。诸药合用，共奏温肾助阳暖宫，填精助孕之效。黄绳武《傅青主女科评注》在"下部冰冷不孕"中指出："温胞汤方……重在温补心肾之火，以养精益气，使火旺而精不伤，阳回而血亦沛，有如春风化雨，万物资生，即所谓'天地氤氲，万物化醇'。其制方妙义，读者宜仔细研求之"。

临床运用要注意以下三点。一是补阳不忘阴，根据阴阳相生相用的原则，《景岳全书》[8]所论："善补阳者，必于阴中求阳，则阳得阴助而生化无穷；善补阴者，必于阳中求阴，则阴得阳升而泉源不竭"，即是在滋肾养阴的基础上温肾助阳。二是注意温阳药性味辛热者不可过用，因"妇人之生，有余之气，不足于血"，恐有燥烈伤阴之虑，因此常用巴戟天、淫羊藿（仙灵脾）、仙茅、肉苁蓉等代替附子、肉桂。三是阳虚阴寒内生，易凝滞冲任气血，故温肾常与活血药，如川芎、当归、丹参同用；如脾阳不足，脾肾阳虚，则需健脾温阳同治。

四、燥湿化痰法

女子属阴，湿为阴邪，故女子易感湿邪。再遇素体肥胖，或恣食膏粱厚味，脾胃虚弱，失于运化，痰湿更易内生，气机不利，胞脉受阻，可致经闭不能成孕。金元时期医家朱丹溪在《丹溪心法》卷五中云："若是肥盛妇人，禀受甚厚，恣于酒食之人，经水不调，不能成胎……"首次提出了痰湿不孕的病机学说。清代医家傅山在《傅青主女科·种子篇》[9]中更加详细地阐述到："妇人有身体肥胖，痰涎甚多，不能受孕者……乃脾土之内病也……夫脾本湿土，又因痰多，愈加其湿，脾不能受，必浸润于胞胎，日积月累，则胞胎竟变为汪洋之水窟矣！且肥胖之妇，内肉必满，遮隔子宫，不能受精，此必然之势也。"素体肥胖，或恣食膏粱厚味，痰湿内盛，阻塞气机，冲任失司，躯脂满溢，闭塞胞宫，或脾失健运，饮食不节，痰湿内生，湿浊流注下焦，滞于冲任，湿壅胞脉，都可导致不能摄精成孕。

痰湿内阻所致不孕症是指由于脾肾阳虚，温煦失职，气化失权，导致水湿不能气化而痰湿内生，阻滞气机，气机不畅，则冲任阻滞，脂膜壅塞于胞而致不孕所表现的痰湿内阻证候。临床可见婚久不孕，形体肥胖，经行延后，甚或闭经，带下量多，色白质黏无臭，头晕心悸，胸闷泛恶，面色㿠白，苔白腻，脉滑。对于素体肥胖或脾肾两虚，痰湿内生，湿痰闭塞冲任胞宫而不能摄精成孕者，治疗时除燥湿化痰以祛实外，尚需健脾益气以补虚，这样才能邪去正安，冲任调和，胞宫清净，摄精成孕。

燥湿化痰法主要适用于痰湿内阻所致不孕症。尤其适用于排卵功能障碍、多囊卵巢综合征等痰湿内阻者。陈师喜用苍附导痰丸以化痰燥湿，调经助孕。方中二陈汤化痰燥湿，和胃健脾；苍术燥湿健脾；香附、枳壳理气行滞；天南星燥湿化痰；神曲、生姜健脾和胃，温中化痰。

临床运用要注意以下三点：一是痰湿容易阻滞气机，引起气滞血瘀，常加当归、川芎、丹参等行气活血通经，调理冲任；二是痰湿多见脾失健运，不能运化水湿，故治疗常加黄芪、党参、白术等健脾益气之品；三是痰湿者多有肾阳衰惫，肾为先天之本，寓元阴元阳，肾阳亏虚阳气不能温煦气化水湿，故治疗见月经后期者常加巴戟天、淫羊藿（仙灵脾）、鹿角胶、菟丝子等补肾助阳之品。而且治疗的同时结合饮食控制和运动减肥，控制体重以使气血运行通畅，水湿得以气化，则痰湿得化，经调子嗣矣。

五、舒肝理气法

肝藏血，主疏泄，性喜条达而恶抑郁。肝体阴而用阳，具有储藏血液和调节血流、血量的生理功能，肝又有易郁、易热、易虚、易亢的特点。妇人以血为用，若素性忧郁，或七情内伤，情志不畅，或他脏病变伤及肝木，则肝的功能失常，肝气郁结，疏泄失常，血气不和，冲任不能相资，以致不能摄精成孕。

《景岳全书》[8]中曰："产育由于血气，血气由于情怀，情怀不畅，则冲任不充，冲任不充，则胎孕不受"。《傅青主女科》[9]强调："妇人有怀抱素恶，不能生育者"。不孕症可由怀抱素恶引起。故《普济方》谓之："治疗之法，女子当养血抑气，以减喜怒。"

舒肝理气法，即采用疏肝理气的方药以治疗不孕的方法。适用于肝气郁结所致不孕症，主要证候：多年不孕，月经愆期，量多少不定，经前乳房胀痛，胸胁不舒，小腹胀痛，精神抑郁，或烦躁易怒，舌红，苔薄，脉弦。舒肝理气法尤适用于排卵功能障碍、高泌乳素血症或输卵管欠通畅等属肝气郁结者。陈师喜用逍遥散或定经汤以疏肝解郁。方中以当归、白芍之养血，以涵其肝；苓、术、甘草之补土，以培其本；柴胡、薄荷、煨生姜俱系辛散气升之物，以顺肝之性，而使之不郁。如是则六淫七情之邪皆治，而前证岂有不愈者哉。全方共奏疏肝解郁，调经助孕之效。

临床运用要注意以下四点。一是注意女子素体阴常不足，而一般行气药多辛燥，用量不宜过重，以免耗伤阴血。二是由于肝体阴而用阳，经孕产乳容易耗伤阴血，营阴不足，肝血衰少，故于行气药，酌情佐以山茱萸、麦冬、枸杞子、制何首乌、黄精、地黄类滋阴养血药物，预培其损或避致其弊。三是肝郁易于化热化火，可加牡丹皮、黑山栀（名加味逍遥散），治怒气伤肝、血少化火之证。故以牡丹皮之能入肝胆血分者，以清泄其火邪。黑山栀亦入营分，能引上焦心肺之热，屈曲下行，合于前方中"自能解郁散火，火退则诸病皆愈耳"。四是肝郁乘脾，脾失健运，湿从内生，湿热瘀结，阻滞冲任，冲任不畅，发生不孕。治疗宜在疏肝养肝的基础上酌佐活血通滞之品，如路路通、王不留行、皂角刺、牛膝等活血通经以行少腹之瘀。

六、活血化瘀法

晋代医家皇甫谧认为，女子不孕有因瘀血滞于腹内者，如《针灸甲乙经·妇人杂病》云："女子绝子，㾳血在内不下，关元主之。"这是有关血瘀不孕的最早记载。血瘀不孕多因妇人素性忧郁，气滞血瘀，或经期产后余血未净，房事不慎亦可致瘀，或寒客胞中，血为寒凝，以致血瘀气滞，瘀积日久，渐成癥瘕，冲任胞宫阻滞，不能摄精成孕。隋代巢元方指出癥瘕积聚、气滞血瘀可致不孕。

《诸病源候论·妇人杂病诸候》[4]云："脏积之生，皆因饮食不节，当风取冷过度。其子脏劳伤者，积气结搏于子脏，致阴阳血气不调和，故病结积而无子。"《傅青主女科·种子》则补充说："癥瘕碍胞胎而外障，则胞胎必缩于癥瘕之内，往往精施而不能受。"故孙思邈在《千金翼方·妇人》[7]中云："夫人求子者，服药须有次第……女服荡胞散，及坐药，并服紫石门冬丸，则无不得效矣。"以其方药观之，可以认为孙思邈主张治疗女子不孕应先祛瘀血、下积聚，再服温肾养血之品。说明由于饮食不当，感受风寒之邪，损伤胞宫胞脉，冲任气血运行不畅，寒凝血瘀，渐成癥瘕，不能摄精成孕，治疗时应先攻后补，予活血化瘀以祛实邪，复投以温养气血、补益肝肾之药。

活血化瘀法适用于血瘀所致不孕症，主要证候：多年不孕，月经后期，量少或多，色紫黑，有血块，经行不畅，甚或漏下不止，少腹疼痛拒按，经前痛剧，舌紫黯，或舌边有瘀点，脉弦涩。活血化瘀法尤适用于子宫肌瘤、子宫内膜异位症、卵巢肿瘤或盆腔包块等属血瘀者。陈师喜用桂枝茯苓丸以活血化瘀、消癥散结。该方为化瘀消癥之缓剂。该方出自《金匮要略》，方中以桃仁、牡丹皮活血化瘀；等量之白芍，以养血和血，可祛瘀养血，使瘀血去，新血生；加入桂枝，既可温通血脉以助桃仁之力，又可得白芍以调和气血；佐以茯苓之淡渗利湿，寓有湿祛血止之用。综合全方，乃为化瘀生新、调和气血之剂。

临床运用要注意以下几点。一是由于瘀血的产生多由于寒、热、气虚、气滞或外伤所致，故应根据其病因而在活血化瘀之法的基础上，予以温经散寒、或清热凉血、或理气行滞、或补气化瘀等。二是根据体质和瘀血的程度灵活运用和血、活血、破血，和血多用当归芍药散以养血和血，活血多用失笑散、桃红四物汤、金铃子散加减，破血多用破血消瘀的水蛭、三棱、莪术、血竭等，如体虚不足或长期服用药物，适当加黄芪顾护脾胃以攻补兼施。三是血瘀证所致的不孕症，久病穷及肾，故酌情加补肾之品，如菟丝子、续断、杜仲等。四是瘀积日久结成癥瘕者，在活血化瘀的三棱、莪术等破血消癥的基础上，酌加软坚散结的牡蛎、鳖甲或穿山甲。五是瘀血的产生，多伴有气滞，故在活血化瘀的基础上多予以理气行滞之品，如川楝子、香附、枳壳等。

七、补益气血法

宋代陈自明著《妇人大全良方·求嗣门》中指出："然妇人挟疾无子，皆由劳伤血气生病；或月经闭涩，或崩漏带下，致阴阳之气不和，经血之行乖候，故无子也。"认为女子不孕，皆可因各种疾病而劳伤血气生病。明代戴思恭著《秘传证治要诀及类方》中谓之："大抵妇人以血为主，血衰气旺定无儿，正因血虚所以不孕"，强调血虚可致不孕。清代沈尧封著《沈氏女科辑要·求子》中也强调到："求子全赖气血充足，虚衰即无子。"

妇女有经、孕、产、乳等生理特点，最赖于气血充养，同时也最容易耗伤气血，故有"妇女以血为本"之称，若平素体弱或久病失血伤营，或脾胃虚弱，化源不足（充）均能导致营血不足，冲任空虚，胞脉失养，以致不能摄精成孕。

补益气血法主要是运用补益气血的药物治疗不孕症。其临床表现为多年不孕、月经量少、周期推后、甚至闭经、面色萎黄、形体瘦弱、舌质淡红、脉弱等。适用于气血虚弱所致的卵泡发育不良、排卵障碍性不孕等，治宜补气养血，佐以调经。方用人参养荣汤，出自宋代《太平惠民和剂局方》，由熟地黄、白芍、当归、陈皮、黄芪、肉桂、人参、白术、茯苓、炙甘草、五味子、远志组成，具有益气养血调经之功效，方中人参大补元气，健脾和胃；配黄芪、白术、茯苓、炙甘草，补中益气，以益气血生化之源；当归、熟地黄、白芍，补血和营调经；陈皮理气行滞；远志、五味子宁心安神；肉桂温阳和营，振奋阳气，诸药合奏气血双补，气充血旺，血海充盈则月经通行。

临床运用要注意以下几点。一是在补气养血的同时，注意酌加补肾之品，或加紫河车、阿胶、龟甲、鹿角胶等血肉有情之品培补冲任。二是气血不足多因脾胃虚弱气血生化不足和肾精不足以化血，在补益气血的同时加强健脾补肾，可酌情佐以党参、黄芪、白术、菟丝子、枸杞子、黄精等。三是气血虚弱容易引起血行迟缓，运行不畅，故在补益气血的同时酌加养血活血之品，如丹参、鸡血藤、川芎等。

八、清热凉血法

若素体阳盛血热，或过食辛热或误服助阳暖宫之品，或外感热邪，热扰冲任，不能摄精成孕；或肝郁化热，热性炎上；若素体阴虚，经、孕、产、乳数伤于血，阴血亦亏，阴血生内热，热扰冲任，冲任血海匮乏，阴虚血少，不能摄精则婚久不孕；阴虚生内热，冲任胞宫蕴热，不能摄精成孕亦不孕。明·薛己校注的《校注妇人良方·产宝方序论第三》记载："窃谓妇人之不孕，亦有因六淫七情之邪，有伤冲任，或宿疾淹留，传遗脏腑，或子宫虚冷，或气旺血衰，或血中伏热。"《傅青主女科》曰："妇人有骨蒸夜热，遍体火焦，口干舌燥，咳嗽吐沫，难于生子者。人以为阴虚火动也，谁知是骨髓内热乎。"

清热凉血法主要用于血热所引起的不孕。临床常见多年不孕，月经先期、或月经过多，经色鲜红，或伴心烦易怒，失眠多梦，咽干口燥，如阳盛血热则舌质红，苔黄，脉数。如阴虚血热则苔少，脉细数；如肝郁化热则伴见胸闷胁胀，乳房胀痛，脉弦数。适用于血热所致的卵泡发育不良、排卵障碍性不孕等，治宜养阴清热，凉血调经，方用两地汤，方中生地黄、玄参、麦冬养阴滋液，壮水制火；地骨皮清虚热，泻肾火；阿胶滋阴养血；白芍养血敛阴。全方重在滋阴壮水，水足则火自平，阴复而阳自秘，则经行如期，阴平阳秘，气血运行通畅。黄绳武先生在《傅青主女科评注》指出："两地汤妙在壮水以制阳光……全方不犯苦寒清热。重在甘寒育阴，育阴以潜阳，补阴以配阳，从而达到'水盛而火自平，阴生而经自调之目的'"。

临床运用要注意以下几点。一是辨证注意分清热因、热势。若"妇人有先期经来者，其经甚多"属于阳盛血热，宜清热凉血调经，予以两地汤和清经散加减治疗；若"先期而来少者，火热而水不足也"为阴虚血热，用两地汤；若"伴有烦躁易怒，口苦，脉弦者"为肝郁化热，用丹栀逍遥散。二是由于血热容易伤及阴血，而且女子经、孕、产、乳数伤于血，血常不足，治疗常在清热凉血的基础上予以滋阴养血之品，如石斛、麦冬、沙参、白芍、山茱萸、何首乌、熟地黄、黄精、女贞子、墨旱莲等。三是由于热容易灼伤营血阴液，煎熬成瘀，应酌加活血化瘀之品，如丹参、鸡血藤、当归、赤芍、桃仁、蒲黄炭、田七等。

九、清利湿热法

湿邪是妇科疾病的重要致病因素，湿有外湿与内湿之别。凡经期产后，体虚力弱，久居湿地或冒雨涉水易感外湿发病。内湿由脾失健运，气化失司，水湿内停而起。下焦易感湿邪，湿邪内侵则影响血气畅行而致血行受阻，气郁成瘀，湿邪郁久化热，热灼津血进而瘀血内生，因而出现湿热致瘀，湿热瘀并存的证候[42]。湿性趋下，易袭阴位，湿热蕴结下焦，冲任阻滞，气血失调而难以成孕。

清利湿热法主要用于湿热蕴结所引起的不孕症。临床常见多年不孕，或伴有经间期出血，平素带下量多色黄，小腹时痛，神疲乏力，骨节酸痛，胸闷烦躁，口苦咽干，纳呆腹胀，小便短赤；舌质红，苔黄腻，脉细弦或滑数。适用于免疫性不孕、输卵管性不孕属于湿热蕴结者。治宜清热利湿，化瘀通络。陈师喜用二妙散清下焦湿热，加以两面针、穿心莲等清热解毒药。二妙散出自《丹溪心法》，方中黄柏为君，取其苦为燥湿，寒以清热，其性沉降，长于清下焦湿热。臣以苍术，辛散苦燥，长于健湿燥脾。二药相伍，清热燥湿，标本兼顾。加牛膝为三妙散，牛膝能补肝肾，祛风湿，引药下行。加薏苡仁成四妙散，薏苡仁能健脾利湿。

临床运用要注意以下几点。一是在清热利湿的同时，加活血化瘀之品。清·唐容川《血证论》所云："夫水火气血，固是对子。然亦相互维系，故水病则累血，血病累气。"因此在治疗湿热致瘀，湿热瘀同病时，运用清热燥湿的同时，勿忘活血化瘀，湿热瘀同治。该病例盖由湿热内蕴下焦，瘀血内生，冲任阻滞而成。《内经》的"去宛陈莝"亦有湿瘀同治之义，故用清热燥湿，活血化瘀之法湿热瘀同治[55]。在清热利湿的同时酌加活血化瘀之品，如三七、当归、川芎等。如是抗精抗体阳性引起的不孕，则常用三七、穿心莲清热利湿化瘀；如是输卵管不孕，则加行气通络之王不留行、路路通、皂角刺、地龙、炮穿山甲、丹参等。二是治湿不忘健脾，因脾主运化，脾失健运则水湿不化，故在清利湿热的同时酌情佐以白术、茯苓、淮山药、党参等，使脾运健而水湿自消。则湿热得清，瘀血得化，冲任气血复调故能摄精成孕。三是湿热蕴结下焦，为肝经和冲脉之所过，故治疗在清热利湿的同时，酌佐以引药入肝经、冲任经脉之品，如川楝子、牡丹皮、柴胡、郁金、香附等。

十、温经散寒法

寒为阴邪，易伤阳气；寒性收引，主凝滞，易使气血运行不畅。寒邪致病分为内寒、外寒。外寒是指感受寒邪，或经期产后，血室正开，冒雨涉水，寒邪从而发病。内寒由于脾肾阳虚，命火不足，阳气的温煦和气化功能减退，阴寒内生。寒凝冲任，影响气血生化及运行，失于温煦，水湿内停而出现瘀血、痰饮、水湿等病理产物，阻滞冲任胞宫，气血失调而难以成孕。东汉《金匮要略》中，张仲景在温经汤下谓之："亦主妇人少腹寒，久不受胎"，强调肾气虚寒，而致少腹寒，以致不孕。清代傅山在《傅青主女科·种子》言："妇人有下身冰冷，非火不暖……夫寒冰之地，不生草木，重阴之渊，不长鱼龙，今胞宫既寒，何能受孕？"《妇人大全良方》谓之曰："又有因将摄失宜，饮食不节，乘风取冷，或劳伤过度，致令风冷之气，乘其经血，结于子脏，子脏得冷，故无子也"，也认为风冷之气袭于子脏，而可令无子不孕。

温经散寒法主要用于寒凝冲任所引起的不孕症。临床常见多年不孕，月经推后，经量偏少，经前或经期小腹冷痛拒按，得热痛减；面色青白，畏寒肢冷；舌质暗淡，苔白，脉沉紧。适用于无排卵性不孕、多囊卵巢综合征、子宫内膜异位症、黄体功能不全不孕等属于寒凝冲任者。治宜温经散寒，化瘀通络。陈师喜用少腹逐瘀汤温经散寒，活血逐瘀。少腹逐瘀汤出自王清任的《医林改错》。故方用小茴香、肉桂、干姜味辛而性温热，入肝、肾而归脾，理气活血，温通血脉；当归、赤芍入肝，行瘀活血；蒲黄、五灵脂（包煎）、川芎、延胡索（元胡）、没药入肝，活血理气，使气行则血活，气血活畅故冲任相资而有子，共成温逐少腹瘀血之剂，逐瘀荡胞，有利于助孕。

临床运用要注意以下几点。一是辨病与辨证相结合，临床上如盆腔炎、附件炎导致的不孕症，多选用血府逐瘀汤、理冲汤、当归芍药散，抓住瘀、湿、热、虚的不同进行加减。二是寒之所生，以阳虚而阴寒内盛者为多，故温经散寒的同时常酌佐以温肾健脾扶阳之品，如巴戟天、淫羊藿（仙灵脾）、党参、桂枝、黄芪、附子、肉桂、鹿角胶等。三是由于寒主收引，易凝滞冲任气血，常酌佐以活血药，如川芎、当归、丹参等。

纵观陈师治疗不孕症的方法，既承《内经》之旨、汲前贤名家之长，又独具特色，由六淫至七情，气血至脏腑，兼顾气血，和调阴阳，攻补兼施，其运用之精，立法之当，确是曲尽周详。临证时可单使一法，或数法同用，随症化裁，灵活运用，自能效如桴鼓。陈师治不孕症的十法，对于今后进一步研究治疗不孕症的规律、开发治疗不孕症药物具有重要的指导意义。

第五节　陈慧侬教授治不孕症十方

方剂学是中医药的灵魂，历代古方历经千百年的锤炼，组方精炼，配伍巧妙。陈师临证擅用古方治疗不孕症专病专证，方证对应，立法方药相合，每获良效。今撷陈师临床常用古方十首，作一总结。

一、毓麟珠

毓麟珠出自明·张介宾《景岳全书》[8]，由人参、白术、茯苓、芍药、川芎、炙甘草、当归、熟地黄、菟丝子、杜仲、鹿角霜、川椒组成，具有补益肾气，温养冲任功效，主要用于肾气虚证。方中八珍汤双补气血，温养冲任；菟丝子、杜仲温补肝肾，调补冲任；鹿角霜、川椒温肾助阳。诸药合用，既能温补先天肾气以养精，又能培补后天脾胃以生血，使精血充足，冲任得养，胎孕可成。

陈师临床擅用毓麟珠治疗不孕症见月经不调或停闭，经量或多或少，色黯；头晕耳鸣，腰酸膝软，精神疲倦，小便清长；舌淡、苔薄，脉沉细，两尺尤甚。尤其适用于黄体功能不全、排卵功能障碍、多囊卵巢综合征等肾气亏虚以及气血不足者。肾藏精，精化气，肾中精气的盛衰主宰着人体的生长、发育与生殖。肾气不足能影响天癸的成熟、泌至和冲任的充盈、通畅，呈现功能不足或减退的状态。先天肾气不足，或房事不节、久病大病、反复流产损伤肾气，或高龄肾气渐衰；肾气虚则冲任虚衰不能摄精成孕。补益肾气常从肾阴阳两方面着手调补，阳生阴长，肾气自旺。其虚或因禀赋不足或因肾阳不能蒸腾肾阴化生肾气而起，故补益肾气常从肾阴阳两方面着手调补，阳生阴长，肾气自旺。或在调补肾阴阳之中通过四君子汤等健脾益气以养肾阳，四物汤补血养阴以补肾阴，加菟丝子、杜仲、鹿角霜、川椒温肾助阳。以淫羊藿（仙灵脾）、巴戟天代替川椒。并结合月经周期阴阳的变化而周期治疗予以调补肾之阴阳。因此，补益肾气为治疗不孕症肾气虚的总则。

二、大补阴丸

大补阴丸又名大补丸，出自元代朱震亨的《丹溪心法》，是滋阴补肾方剂，药物由熟地黄（酒蒸）、龟甲（酥炙）各188g，炒黄柏、知母（酒炒）各125g，猪髓10条组成，具有滋阴降火的功效，主要用于肝肾阴虚、相火亢盛所致之诸证。方中重用熟地黄、龟甲滋阴潜阳，壮水制火，共为君药。炒黄柏、知母相须为用，苦寒降火，保存阴液，平其阳亢，均为臣药。应用猪脊髓、蜂蜜为丸，此乃血肉甘润之品，既能滋补精髓，又能制黄柏的苦燥，俱为佐使。诸药合用，滋阴精而降火，以达培清源之效。朱震亨重视阴血，认为阴精难成而易亏，提出著名的"阳有余阴不足论"；该方体现其学术思想。

陈师在临床擅用大补阴丸治疗不孕症，症见心悸不宁、失眠健忘、五心烦热、腰膝酸软、头目眩晕、舌红少苔、脉细数等，尤其适用于卵巢储备功能下降、月经过少、月经后期、月经先期、绝经前后诸证等由于肝肾阴虚，肾精不足、髓海不充，或水不涵木、虚阳上扰，或心肾不交者。陈师认为肾阴是人体阴液的根本，具有滋养胞宫及全身的作用，若肾中阴血不足，胞脉失养，则不能成孕。《格致余论·秦桂丸论》云："阳精之施也，阴血能摄之，精成其子，血成其胞，胎孕乃成，今妇人之无子者，率由血少不足以摄精之。"而阴血亏虚，每致阳气偏盛，血海蕴热，亦不能成孕。《丹溪心法·子嗣》云："经水不调，不能成胎，谓之子宫干涩无血，不能摄受精气，宜凉血降火。"《傅青主女科·种子》亦云："瘦人多火，而又泄其精，则水益少，而火益炽……此阴虚火旺不能受孕。"水亏乃肾之真阴不足，阴虚则火易动，火炽则精血益受其灼，以致阴虚火旺，氤氲之气渐灭，故男施而女不孕。肾阴不足，癸水不充，治疗以益阴补肾填精至要[43]。排卵功能障碍不孕病理上从中医角度要重点考虑肾阴及癸水的不足原因有二。一是卵为有形之物，靠有形之阴如水、精、血化生而成，也靠阴液之血、精、液之滋养发育成熟。自然，阳气在卵子生长过程尤其排出起着动力作用，不能忽视。但卵子的生长成熟考虑物质基础至关重要。肾阴癸水不足，既不能涵养子宫，又不能滋养禾苗，自然也不能发育成熟结出稻谷。二是无排卵或排卵障碍的临床表现多为月经后期、稀发、量少等之行经物质不足，阴亏水少的症状。所以认为"肾阴不足，癸水不充"是本病的主要病理。自然，由于肾阴的不足，癸水的不充还可以引起较复杂病理变化，在临证上不能忽视。因此肾阴不足，癸水不充，治疗以益阴补肾填精至要。由于肾阴不足，阴不敛阳，虚热内生，在滋养肾阴的基础上加清热泻火的知母、黄柏，标本同治。因此，滋阴降火为治疗不孕症肝肾阴虚、相火亢盛的原则。

验案：刘某，女，37岁，于2015年6月24日就诊。

主诉：经行腹痛2年，未避孕未孕1年。患者自诉2年前开始出现经行腹痛，月经周期提前，周期24～25天，经量中等，有血块，经行下腹痛，以第1～2天痛甚，经期5～7天，末次月经6月15日。于2015年3月因"子宫内膜息肉"在宫腔镜下行宫内膜息肉摘除术。觉腰酸，口干，心烦失眠，纳寐欠佳，二便调，舌红暗，苔黄腻，脉细弱。孕0产0。性激素：FSH 19 IU/L，余正常；丈夫精液分析正常。

西医诊断：①不孕症；②卵巢储备功能下降。

中医诊断：①不孕症；②痛经。

辨证：肾阴虚夹湿热瘀结证。

治法：养阴清热，活血化瘀。

处方：大补阴丸合三妙散加减。

方药：龟甲10g，知母10g，黄柏10g，熟地黄10g，生地黄10g，苍术10g，薏苡仁10g，淮山药10g，白术10g，川楝子10g，九香虫10g，五灵脂10g（包煎），甘草10g。共15付，日一付，水煎服。

二诊（2015年7月10日）：于7月9日经行，现经行第2天，周期25天，经量中等，经色暗红，有血块，经行第一天下腹痛绞痛缓解，块出痛减，纳寐可，二便调。舌红苔黄腻，脉细弦。今查性激素六项：FSH 11.51IU/L，LH 5.49IU/L，PRL 11.92ng/ml，E_2 20.18pg/ml，P 0.49ng/ml，T 0.19ng/ml。治疗后FSH已经降至基本正常，考虑经行期，经后补肾养阴，在上方基础去五灵脂，加山茱萸10g，枸杞子10g，地骨皮10g。共10付，日一付，水煎服。

三诊（2015年7月20日）：月经周期第12天，无不适，舌红苔黄腻，脉细弦。考虑排卵期，在补肾养阴的大补阴丸基础上促卵泡发育，方药：龟甲10g，知母10g，黄柏10g，熟地黄10g，山茱萸10g，淮山药10g，菟丝子10g，枸杞子10g，生地黄10g，地骨皮10g，川楝子10g，墨旱莲10g。共15付，日一付，水煎服。

四诊（2015年8月5日）：月经周期第26天，原月经周期25天，觉下腹坠胀，偶有腰酸，纳寐可，大便干，小便黄。舌红苔黄腻，脉细滑。尿HCG：阳性。考虑血热所致胎动不安，予以补肾养阴，清热安胎的保阴煎加减。处方：续断10g，桑寄生10g，菟丝子10g，白芍10g，阿胶10g（烊化），川楝子10g，黄柏10g，当归10g，茯苓10g，甘草10g，熟地黄10g，石斛10g。7付，日一付，水煎服。

按语：卵巢储备功能下降是指卵巢产生卵子能力减弱，卵泡细胞质量下降，导致生育能力下降。卵泡发育不良常伴有卵泡期早期FSH升高，患者临床表现可有正常月经及生育史，然后出现月经先期，或稀发，甚至闭经、不孕，严重者出现更年期综合征，如面部潮红、烘热汗出、性情烦躁、失眠、性欲减退等；卵泡刺激素（FSH）多大于10U/L[44]。吾师认为女性卵巢的功能与肾主生殖密切相关。肾藏精，内寓元阴元阳。《素问·上古天真论》[1]云："女子……二七而天癸至，任脉通，太冲脉盛，月事以时下，故有子……七七，任脉虚，太冲脉衰少，天癸竭，地道不通，故形坏而无子也。"《景岳全书·阴阳篇》曰："元阴者即无形之水，以长以立，天癸是也。"天癸为人体生长发育至衰老阶段的重要物质，主宰月经，显然，天癸必赖肾气以滋养生发之。吾师认为女性一生以阴为用，卵之生及胎之育，"阴精"为重要的物质基础。肾之阴精"天癸"的充盛与衰竭具体表现为月经的来潮与绝经，以及生殖能力的开始与丧失，是影响卵巢储备功能的关键因素。因此，治疗卵巢储备功能下降的首要原则为"滋肾阴"。根据临床上卵巢储备功能下降患者多见形体消瘦、腰酸膝软、头晕耳鸣、口渴咽干、五心烦热、潮热盗汗、失眠多梦、舌红少苔、脉细数等，辨证为肾阴虚相火旺的证候。在治疗上以"大补阴丸"为基础方以滋肾阴，清相火。

该患者因婚后不孕、痛经就诊，FSH 19IU/L，属于西医的不孕症、卵巢储备功能下降，中医的不孕症、痛经。患者因先天禀赋不足，肾气亏虚，精血不足，冲任血海亏虚以致阴虚血热，热迫血妄行则月经周期提前；肾虚不能濡养外府则腰酸；肾精不足，虚热内生，上扰心神出现失眠多梦；舌红为肾精亏虚的表现。患者有痛经，有血块，舌暗红，脉弦说明患者肾精亏虚，水不涵木，气滞血瘀，瘀阻冲任，不通则痛。而且患者舌红苔黄腻说明有湿热，为脾胃失于健运，不能运化水湿，郁而化热所致。故本病诊断为不孕症、痛经；辨证为肾阴虚夹湿热瘀结证；治法补肾养阴，清热祛湿，活血化瘀；处方选大补阴丸合三妙散加减。方中龟甲、熟地黄、生地黄滋肾养阴补血；黄柏、知母清热泻火；淮山药、白术健脾益气以资气血生化之源，并助脾健运祛湿；黄柏、薏苡仁、苍术清热祛湿；川棟子、九香虫、五灵脂理气止痛，活血化瘀；甘草调和诸药。并结合调周治疗，经后期补肾养阴，排卵期加菟丝子等补肾助阳，共奏补肾益精，清热祛湿之效，肾阴充足，冲任气血充盛故有子。孕后考虑阴虚血热损伤冲任，胎元不固导致胎动不安，故予以补肾养阴清热安胎的保阴煎治疗，使得湿热祛，肾气盛以系胎，冲任阴血充足以养胎则胎安。

【体会】本病案应用大补阴丸治疗卵巢储备功能下降所致的不孕症，体现了陈师"补肾养阴、病症结合"的学术观点。

三、右归丸

右归丸出自明·张介宾《景岳全书》，由熟地黄、山药、山茱萸、枸杞子、菟丝子、鹿角胶、当归、附子、肉桂、杜仲炭十味药物组成，具有温肾壮阳、调补冲任的功效，主要用于肾阳不足证。方中以附子、肉桂、鹿角胶为君药，温补肾阳，填精补髓。臣以熟地黄、枸杞子、山茱萸、山药滋阴益肾，养肝补脾。

佐以菟丝子补阳益阴，固精缩尿；杜仲炭补益肝肾，强筋壮骨；当归养血和血，助鹿角胶以补养精血。诸药配合，共奏温补肾阳，填精养血之功。使精血充足，冲任得养，胎孕可成。

陈师临床擅用右归丸治疗不孕症见月经量少、月经先后不定期等。全身症状可见面色㿠白或晦暗，精神萎靡，怕冷，四肢不温，虚眩耳鸣，腰膝酸冷无力，性欲低下，小便清长，夜尿多或频数难忍，大便溏烂。舌淡嫩无华，苔薄白润，脉迟弱或细微，尺部尤甚。尤其适用于黄体功能不全、排卵功能障碍、多囊卵巢综合征等肾阳不足之证。《景岳全书》[8]所论："善补阳者，必于阴中求阳，则阳得阴助而生化无穷"，该方是针对阳虚证，在主要选用补阳药物的同时，酌加少量滋阴药物，以求得通过滋阴，最终达到补阳的目的。由于温阳药性味辛热者不可过用，因"妇人之生，有余之气，不足于血"，恐有燥烈伤阴之虑，因此常用巴戟天、淫羊藿（仙灵脾）、仙茅、肉苁蓉等代替附子、肉桂。而且肾阳不足，多伴脾阳不足，脾肾阳虚，则需健脾温阳同治，加党参、白术、黄芪等。并结合调周治疗，卵泡期酌加以补肾养阴为主的药物促排卵发育；排卵期在养精血的基础上加入温肾活血的药物，以促排卵；黄体期补肾阳为主，阴阳并补，促黄体健运，为孕卵着床准备条件。如未受孕，月经期活血调经，因势利导，促经血排出顺畅。因此，温补肾阳为治疗不孕症肾阳虚的总则。

验案：苏某某，女，34岁，于2014年5月30日就诊。

主诉：月经周期推后，未避孕未孕2年。

现病史：患者自诉近2年来月经周期推后，周期37～45天，月经量少，色暗红，末次月经2014年5月30日，现经行第1天，量少，色暗红，经前腹痛，夜梦多，于1年前曾在外院诊断为"多囊卵巢综合征"服用达英-35治疗，现已经停药，月经周期37～45天，有生育要求，未避孕未孕2年。月经14岁初潮，2～3/37～45天，月经量少，痛经，孕1产1，于2009年顺产1女婴。

性激素六项（2014年3月30日）：FSH 6.12IU/L，LH 13.5IU/L，PRL 13.82ng/ml，E_2 17.09pg/ml，P 0.19ng/ml，T 0.6ng/ml（0.11～0.57ng/ml）。舌淡红，边有齿印，苔薄白，脉沉弱。

西医诊断：①多囊卵巢综合征；②不孕症。

中医诊断：①月经后期；②不孕症；③痛经。

辨证：脾肾阳虚。

治法：补肾益气，温养冲任。

方药：右归丸加减。

处方：当归10g，白芍20g，山茱萸10g，淮山药10g，熟地黄20g，鹿角胶10g（烊化），黄芪20g，白术10g，菟丝子10g，陈皮5g，甘草10g，香附10g，续断10g。15付，日一付，水煎服。

二诊（2014年6月18日）：月经周期第20天。末次月经：2014年5月30日。5天干净，量中等，经来推后，现无不适，舌淡红，苔薄白，脉沉弱。继续予以补肾健脾益气调经治疗，处方：黄芪20g，当归10g，鹿角胶10g（烊化），白术10g，柴胡10g，山茱萸10g，陈皮5g，甘草10g，茯苓10g，紫河车10g，续断10g。15付，日一付，水煎服。

三诊（2014年7月14日）：月经周期第15天。末次月经：2014年6月30日。经期5天干净，痛经，经量少，周期30天，大便溏烂，日行2～3次。舌淡红，苔薄白，脉沉弱。经治疗患者月经周期正常，继续守方出入治疗，处方：当归10g，白芍20g，白术10g，鹿角胶10g（烊化），黄芪20g，续断10g，菟丝子10g，紫河车10g，熟地黄20g，柴胡10g，淮山药10g，山茱萸10g。15付，日一付，水煎服。在此基础上治疗2个月。

四诊（2014年9月12日）：月经周期第13天。末次月经：2014年8月30日。周期30天，痛经，夜寐差，梦多，舌淡红边有齿印，脉沉弱。复查性激素六项（2014年9月4日）：正常。FSH 7.06IU/L，LH 5.4IU/L，PRL 16.85ng/ml，E_2 63.56pg/ml，P 0.13ng/ml，T 0.45ng/ml（0.11～0.57ng/ml）。今B超：子宫大小正常，内膜厚7mm，左卵泡0.9cm×0.8cm，右卵泡0.9cm×0.7cm。考虑卵泡不长，予以补肾填精壮阳助卵泡发育之右归丸加减，处方：鹿角胶10g（烊化），紫河车10g，菟丝子20g，枸杞子10g，五味子5g，当归10g，白芍20g，淫羊藿（仙灵脾）10g，巴戟天10g，甘草10g，续断10g。15付，日一付，水煎服。在此基础上结合月经周期调周治疗，月经后期补肾填精，排卵后加用温肾壮阳治疗3个月。

五诊（2015年1月14日）：月经周期第18天。末次月经：2014年12月28日。周期29天，舌淡红边有齿印，脉沉弱。B超于C14监测：内膜8mm，Lf 17mm×18mm，可排卵。考虑有成熟卵泡排出，予以补肾安胎之寿胎丸加减治疗，处方：菟丝子20g，当归10g，川芎10g，甘草10g，川续断10g，山茱萸10g，桑寄生10g，阿胶10g（烊化），白术10g。15付，日一付，水煎服。在此基础上治疗，于2015年7月1日复诊，停经41天，LMP20/5，下腹隐痛10余天，无阴道流血，白带正常，纳寐可，偶有咳嗽，血HCG：2362mIU/ml。舌淡红，苔薄白，脉细滑。予以补肾健脾，益气安胎之寿胎丸合四君子汤加减治疗，处方：菟丝子10g，川续断10g，杜仲10g，桑寄生10g，阿胶10g（烊化），白术10g，茯苓10 g，生党参20g，当归10g，白芍10g。7付，日一付，水煎服。

按语：多囊卵巢综合征（PCOS）是以无排卵和高雄激素血症为特征，主要临床表现为月经周期不规律、不孕、多毛和/或痤疮，是最常见的女性内分泌疾病。该患者月经后期，未避孕未孕2年，而且经行痛经，属于中医学的"月经后期，痛经，不孕症"范畴。患者舌淡，边有齿印，脉沉细考虑为脾肾阳虚所致。先天肾气不足，肾虚精血亏少，脾虚不能运化水谷精微，气血化生匮乏，冲任亏虚，血海不能按时满溢，故月经后期、量少；肾虚，冲任虚衰，不能摄精成孕，故不孕；肾精不足，不能濡养胞宫冲任，故下腹隐痛；肾阴不足，虚火上扰心神故夜寐欠佳。故诊断月经后期、痛经、不孕，辨证脾肾阳虚；治法补肾健脾，养血调经；方选右归丸加减。方中山茱萸、熟地黄、淮山药补肾养血填精，巴戟天、淫羊藿（仙灵脾）代替附子、肉桂，合鹿角胶、紫河车温补肾阳，填精补髓；当归、白芍补血柔肝养阴，黄芪健脾益气，合淮山药以补脾益气助脾胃运化，以资后天气血生化之源；香附、柴胡、陈皮行气活血通经，补中有行；甘草调和诸药。全方补养肝脾肾精血，冲任气血充盛，血海按时满溢，复查性激素恢复正常。因卵泡发育不良，在此基础上结合月经周期治疗，经后补肾养阴，排卵期补肾助阳，补中有行，补而不滞，填精益髓，冲任得固，故经治疗后，卵泡发育成熟，受精成孕。孕后补肾益气安胎，故肾气盛，气血旺，则胎自安。

本病案应用右归饮治疗不孕症，体现陈师"补肾调周"学术观点。

四、逍遥散

逍遥散出自宋代《太平惠民和剂局方》，由柴胡、当归、芍药、薄荷、茯苓、生姜、大枣组成，具有调和肝脾，疏肝解郁，养血健脾之功效，主要用于肝郁血虚脾弱证。临床见：两胁作痛，头痛目眩，口燥咽干，神疲食少，或月经不调，乳房胀痛，脉弦而虚者。方中芍药平肝顺其性而补血，配合当归养血敛阴，补肝体而实肝用，复肝之疏泄气机之职；柴胡疏肝理气、透达木郁，尤其以柴胡善能调达枢机，升发火郁，合木郁达之之法；配薄荷，使用甚妙，微风一吹而郁气畅达。茯苓、白术健脾化湿，助土升木。

陈师临床擅用逍遥散治疗不孕症见多年不孕，月经愆期，量多少不定，经前乳房胀痛，胸胁不舒，小腹胀痛，精神抑郁，或烦躁易怒，舌红，苔薄，脉弦。

尤适用于排卵功能障碍、高泌乳素血症或输卵管欠通畅等属肝气郁结者。

陈师认为妇人以血为用，若素性忧郁，或七情内伤，情志不畅，或他脏病变伤及肝木，肝的功能失常，则肝气郁结，疏泄失常，血气不和，冲任不能相资，以致不能摄精成孕。脏腑气机以条畅为贵，其升降出入，以少阳为枢。肝藏血，主疏泄，有疏畅气机之功，脏腑协调，气血充和，有赖于肝的藏血、疏泄功能的正常。在病理上肝亦与其他脏腑相互影响，且常犯逆它脏，故有"肝为五脏之贼，百病之源"之说。因此，疏肝理气、条畅气机为治疗不孕症肝气郁结的总则。

五、人参养荣汤

人参养荣汤出自宋代《太平惠民和剂局方》，由熟地黄、白芍、当归、陈皮、黄芪、肉桂、人参、白术、茯苓、炙甘草、五味子、远志组成，具有益气养血调经之功效，方中人参大补元气，健脾和胃；配黄芪、白术、茯苓、炙甘草，补中益气，以益气血生化之源；当归、熟地黄、白芍，补血和营调经；陈皮理气行滞；远志、五味子宁心安神；肉桂温阳和营，振奋阳气。

诸药合奏气血双补,气充血旺,血海充盈则月经通行。

陈师临床擅用人参养荣汤治疗不孕症见月经量少、周期推后、甚至闭经、面色萎黄、形体瘦弱、舌质淡红、脉弱等。适用于气血虚弱所致的卵泡发育不良、排卵障碍性不孕等气血不足之证。在补气养血的同时,注意酌加紫河车、阿胶、龟甲、鹿角胶等血肉有情之品培补冲任。由于气血不足多因脾胃虚弱气血生化不足和肾精不足以化血,可酌情佐以山茱萸、菟丝子、枸杞子、黄精、阿胶、鹿角胶等补肾填精之品。而且气血虚弱容易引起血行迟缓,运行不畅,故在补益气血的同时酌加养血活血之品,如丹参、鸡血藤、川芎等。因此,补益气血为治疗不孕症气血虚弱的总则。

验案:覃某,女,32岁,于2013年9月11就诊。

主诉:月经量少1年半,未避孕未孕1年。病史:患者自诉1年前开始出现月经量少,2~3天干净,末次月经9月6日,2天干净,经色暗红,有血块,平素月经周期27~41天,时觉神疲乏力,头晕眼花,心悸气短,腰酸,舌淡暗,苔薄白,脉细弦。孕3产0,8年前因葡萄胎行清宫术,去年3月孕3^+月胚胎停育自然流产行清宫术。

中医诊断：①月经过少；②不孕症。

辨证：气血两虚证。

治法：益气养血调经。

处方：人参养荣汤加减。

方药：党参20g，白术10g，茯苓10g，熟地黄10g，甘草10g，当归10g，白芍10g，鹿角胶10g（烊化），川续断10g，菟丝子10g，枸杞子10g，覆盆子10g。10付，日一付，水煎服。

二诊（2013年9月25日）：月经周期第20天，无不适。今B超：Em 6mm。舌淡黯，苔薄白，脉沉细。考虑月经前期内膜较薄，结合调周法，考虑经前期予以补肾壮阳，加活血化瘀的丹参、血竭。处方：熟地黄20g，当归10g，川芎10g，白芍20g，鹿角胶10g（烊化），党参20g，血竭5g，茯苓10g，甘草10g，黄芪10g，巴戟天10g，丹参12g，菟丝子10g。12付，日一付，水煎服。

三诊（2013年10月17日）：月经周期第12天，末次月经10月5日，量偏少，3天干净，周期29天。大便溏烂，日行2～3次，舌淡苔薄白，脉细弦。今行B超：Em 5mm，Lf 15mm×10mm。考虑排卵期，子宫内膜较薄，根据舌淡为脾肾阳虚的表现，予以补肾健脾温阳、填精补血以助经血生化之源，加行气活血的香附、鸡血藤，因大便溏烂加山楂炭健脾，以何首乌代替熟地黄，方药：党参20g，黄芪15g，白芍10g，白术10g，淫羊藿（仙灵脾）10g，仙茅10g，甘草10g，鸡血藤10g，当归10g，香附10g，川续断10g，何首乌20g，山楂炭10g，鹿角胶10g（烊化）。15付，日一付，水煎服。

四诊（2013年11月15日）：停经40天未行，末次月经10月5日，现觉右少腹抽痛，腰酸胀，大便溏烂，日行2～3次，舌淡红，苔薄白，脉细滑。血：HCG 608.3U/L，孕酮16.4μg/L。妇科B超：子宫附件未见异常，内膜12mm。考虑患者有不良妊娠史，现出现胎动不安为脾肾气虚所致，予以补肾健脾益气安胎的寿胎丸合四君子汤加减治疗。方药：白芍10g，白术10g，菟丝子10g，续断10g，阿胶10g（烊化），生党参12g，太子参10g，茯苓10g，甘草10g，麦冬10g，鸡蛋花10g，砂仁5g（后下）。7付，日一付，水煎服。在此基础上治疗2周，无腹痛以及阴道流血，患者于11月30日B超提示宫内早孕，现已经分娩1孩。

按语：患者因月经量少、未避孕未孕1年就诊，属于中医的月经过少、不孕。根据患者有葡萄胎清宫术、胚胎停育史，结合觉神疲乏力，头晕眼花，心悸气短，腰酸，舌淡暗，苔薄白，脉细弦考虑患者为气血虚弱所致。患者因先天禀赋不足，脾气亏虚，气血生化不足，冲任血海亏虚以致经量渐少；气虚不能系胎，胎元不固故出现屡孕屡堕；肾气虚不能濡养外府则腰酸；气血亏虚，冲任虚衰，不能摄精成孕，故不孕；舌淡苔薄白，脉细为气血亏虚的表现。本病属月经过少、不孕症，证属气血虚弱型。治则补气养血调经。方选人参养荣汤加减。方中党参大补元气，健脾和胃；配黄芪、白术、茯苓、炙甘草，补中益气，以益气血生化之源；当归、熟地黄、白芍，补血和营调经；酌加菟丝子、川续断、枸杞子、覆盆子温肾阳，强腰膝；鹿角胶补阴助阳以养任督二脉；甘草调和诸药。并结合月经周期治疗，经前期养血活血通经，经后期补肾养阴，排卵后补肾助阳，使肾气盛，气血调，冲任充，血海如期满溢，故经调子嗣。孕后结合治未病的原则，未病先防，予以补肾健脾益气安胎的寿胎丸合四君子汤加减治疗，使得肾气盛，脾气健，胎元健固故有子。

【体会】本病案应用人参养荣汤治疗不孕症，体现了陈师"不孕症健脾补肾养血调经"的学术观点。

六、两地汤

两地汤出自清代傅山《傅青主女科》，由生地黄、玄参、白芍、麦冬、地骨皮、阿胶组成，具有滋阴清热，凉血调经功效。方中生地黄、玄参、麦冬养阴滋液，壮水制火；地骨皮清虚热，泻肾火；阿胶滋阴养血；白芍养血敛阴。全方重在滋阴壮水，水足则火自平，阴复而阳自秘，则经行如期，阴平阳秘，气血运行通畅。黄绳武先生在《傅青主女科评注》指出："两地汤妙在壮水以制阳光……全方不犯苦寒清热。重在甘寒育阴，育阴以潜阳，补阴以配阳，从而达到'水盛而火自平，阴生而经自调之目的'"。

陈师临床擅用两地汤合大补阴丸治疗不孕症见月经先期或月经过多，经色鲜红，或伴心烦易怒，失眠多梦，咽干口燥，舌质红，苔少，脉细数，适用于血热所致的卵泡发育不良、排卵障碍性不孕等。治宜养阴清热，凉血调经。方用两地汤，由于血热容易伤及阴血，而且女子经、孕、产、乳数伤于血，血常不足，治疗常在清热凉血的基础上予以滋阴养血之品，如石斛、麦冬、沙参、山茱萸、何首乌、熟地黄、黄精、女贞子、墨旱莲等。而且由于热容易灼伤营血阴液，煎熬成瘀，应酌加活血化瘀之品，如丹参、鸡血藤、当归、赤芍、桃仁、蒲黄炭、田七等。

七、桂枝茯苓丸

桂枝茯苓丸出自《金匮要略》，由桂枝、茯苓、牡丹皮、赤芍、桃仁组成，具有活血化瘀、消癥散结，为化瘀消癥之缓剂。方中桂枝温经散寒，活血通络；茯苓淡渗利湿，能利腰脐间血；牡丹皮、桃仁活血化瘀；等量之赤芍，以养血和血，可去瘀养血，使瘀血去，新血生；以蜜为丸，取其缓消癥积而不伤正。综合全方，乃为化瘀生新、调和气血之剂。

陈师临床擅用桂枝茯苓丸治疗不孕症见月经后期，量少或多，色紫黑，有血块，经行不畅，甚或漏下不止，少腹疼痛拒按，经前痛剧，舌紫黯，或舌边有瘀点，脉弦涩。尤适用于子宫肌瘤、子宫内膜异位症、卵巢肿瘤、输卵管积水或盆腔炎性包块等属血瘀者。陈师认为，不孕症非肾虚所致也，血瘀也可引起不孕。妇人或因经期产后余血未净之时感受寒、热、湿之外邪，阻滞气机，气血运行不畅则瘀血内停；或忧思恚怒，血气不和成瘀，胞脉瘀阻，两精不能相合，导致无子，故治疗时当先攻后补，先活血化瘀以祛实邪，使得冲任气血运行通畅，复投以温养气血、补益肝肾之药。因此，活血化瘀、条畅气机为治疗不孕症血瘀证的总则。

八、苍附导痰丸

苍附导痰丸出自《叶天士女科诊治秘方》，是由茯苓、法半夏、陈皮、甘草、苍术、香附、胆南星、枳壳、生姜、神曲组成，具有化痰燥湿调经之功效，治疗形盛多痰，气虚，至数月而经始行；形肥痰盛经闭；肥人气虚生痰多下白带，肥盛女人无子者。方中二陈汤化痰燥湿，和胃健脾；苍术燥湿健脾；香附、枳壳理气行滞；胆南星燥湿化痰；神曲、生姜健脾和胃，温中化痰。全方有燥湿健脾化痰调经之功。

陈师临床擅用苍附导痰丸治疗不孕症所致月经延后，经量少、色淡质黏腻，渐至月经停闭，伴形体肥胖，胸闷泛恶，神疲倦怠，纳少痰多或带下量多，色白；苔腻，脉滑。尤适用于多囊卵巢综合征、形体肥胖伴有痰湿阻滞者。陈师认为患者素体肥胖，或恣食膏粱厚味，痰湿内盛，阻塞气机，冲任失司，躯脂满溢，闭塞胞宫，或脾失健运，饮食不节，痰湿内生，湿浊流注下焦，滞于冲任，湿壅胞脉，都可导致不能摄精成孕。陈师认为该病与脾肾的功能密切相关，《景岳全书》云："痰之化无不在脾，而痰之本无不在肾。"脾肾素虚，水湿难化，聚湿成痰，痰阻冲任、胞宫，气机不畅，经行推后或停闭；痰阻冲任，脂膜壅塞，遮隔子宫，不能摄精成孕而致不孕；亦可因痰阻气机，气滞则血瘀，痰瘀互结于冲任、胞宫，不能萌发启动氤氲乐育之气而致不孕。治疗予以苍附导痰丸燥湿化痰，行滞调经，常加当归、川芎活血通经，调理冲任，淫羊藿（仙灵脾）、巴戟天、黄芪、党参补肾健脾以治本，先治标或标本兼顾，痰湿得化，再加强补肾调经助孕，经调而子嗣矣。

验案：莫某某，女，32岁，于2014年10月17日就诊。

主诉：婚后未避孕未孕2年，月经稀发10个月。

病史：患者婚后未避孕未孕2年，既往月经规则，自去年12月开始月经稀发，3月一行。末次月经9月25日。经量中，无血块，周期3个月，现服用达英-35治疗，体形肥胖，咳嗽，喉中有痰，舌淡苔腻，脉弦。血T：0.83mIU/ml（正常：0～0.75mIU/ml）。B超：子宫偏小，41cm×39cm×27cm，Em 5mm，双卵巢呈多囊样改变，左输卵管积水（29mm×25mm×22mm）。孕0产0。

西医诊断：多囊卵巢综合征。

中医诊断：月经后期。

辨证：痰湿型。

治法：燥湿化痰调经。

方药：苍附导痰丸加减。

处方：当归10g，白芍20g，川芎10g，陈皮5g，茯苓10g，法半夏10g，桃仁10g，丹参10g，苍术10g，川续断10g。15付，日1付，水煎服。

二诊（2014年11月3日）：服上药后于10月26日

经行，4天干净，周期30天，量中，有血块，无痛经，现头痛，余无不适，咳嗽，喉中有痰，本月停用达因-35。在上方基础加健脾益气之品，处方：当归10g，白芍20g，法半夏10g，陈皮5g，茯苓10g，甘草10g，川芎10g，白术10g，丹参10g，苍术10g，川续断10g，生党参10g。7付，日1付，水煎服。

三诊（2014年11月12日）：月经周期第17天，大便溏烂，脉沉弱。B超（C16）Em 7mm，Rf 14mm×16mm，左输卵管积水。舌淡，苔薄白，脉沉。在上方基础去川芎、苍术、生党参加益母草10g、淫羊藿（仙灵脾）10g。10付，日1付，水煎服。

四诊（2014年12月10日）：月经周期第11天，于11月29天经行，5天干净，周期33天，经量中，有血块，无痛经。继续守方加减治疗3个月，月经周期正常，于2015年3月15日因停经45天复诊，查尿HCG阳性。考虑已经妊娠，予以补肾健脾安胎治疗。

按语：该患者月经稀发、体形肥胖、咳嗽咽中有痰，舌淡苔腻，考虑痰湿所致，由于痰湿阻滞，胞宫胞脉阻滞，冲任不调，导致月经后期。痰湿内停故出现多痰；痰湿困阻脾阳，则倦怠乏力，形体肥胖；舌淡边有齿印，苔薄白，脉沉均为痰湿的表现。治以化痰祛湿，活血调经，方选苍附导痰丸加减，方中四君子汤健脾益气，脾胃健运，痰湿不生；苍附导痰丸燥湿健脾，行气消痰；川续断补益肾精；川芎、当归养血活血。全方燥湿化痰，补肾调经，使得脾肾健运，冲任气血充盛，故冲任血海按时满溢则经调。

本病案应用苍附导痰丸治疗不孕症，体现了陈师"辨病与辨证相结合，审因论治"的学术观点。

九、二妙散

二妙散出自《丹溪心法》，由黄柏、苍术两味药组成，具有清热利湿之功效，主要用于湿热蕴结于下焦之诸证。方中黄柏为君，取其苦为燥湿，寒以清热，其性沉降，长于清下焦湿热。臣以苍术，辛散苦燥，长于健脾燥湿。二药相伍，清热燥湿，标本兼顾。

加牛膝为三妙散，牛膝能补肝肾，祛风湿，引药下行。加薏苡仁成四妙散，薏苡仁能健脾利湿。

陈师临床擅用二妙散治疗湿热蕴结所引起的不孕症。临床常见多年不孕，或伴有经间期出血，平素带下量多色黄，小腹时痛，神疲乏力，骨节酸痛，胸闷烦躁，口苦咽干，纳呆腹胀，小便短赤；舌质红，苔黄腻，脉细弦或滑数。适用于免疫性不孕、输卵管性不孕属于湿热蕴结者。

陈师认为，下焦易感湿邪，湿邪内侵则影响血气畅行致血行受阻，气郁成瘀，湿邪郁久化热，热灼津血进而瘀血内生，因而出现湿热致瘀，湿热瘀并存的证候。湿性趋下，易袭阴位，湿热蕴结下焦，冲任阻滞，气血失调而难以成孕。如是抗精抗体阳性引起的不孕，则常用三七、穿心莲清热利湿化瘀；如是输卵管不孕，则加行气通络之王不留行、路路通、皂角刺、地龙、炮穿山甲、丹参等。在清利湿热的同时酌情佐以白术、茯苓、淮山药、党参健脾之品，使脾运而水湿自消。则湿热得清，瘀血得化，冲任气血复调故能摄精成孕。由于湿热蕴结下焦，为肝经和冲脉之所过，故治疗在清热利湿的同时，酌佐以引药入肝经、冲任经脉之品，如川楝子、牡丹皮、柴胡、郁金、香附等。

验案：范某，女，40岁，农民，于2013年9月10日初诊。

主诉：月经量少5年，未避孕不孕3年。

病史：患者自诉于5年前开始周期提前至21～22天，月经量减少，经期3天干净，经色鲜红，质地稠，无痛经。分别于1996年、2010年孕4W⁺胚胎停育流产，自2010年至今未孕。时觉带下量稍多，色黄，无臭气，舌红苔黄腻，脉沉细。

B超：子宫附件未见异常。子宫输卵管造影提示：双侧输卵管伞端轻度粘连。孕4产1，顺产1孩，自然流产2次，人流1次。

西医诊断：不孕症。

中医诊断：①月经先期；②月经过少；③不孕症。

辨证：阴虚夹有湿热。

治法：滋阴补肾，清热燥湿。

处方：二妙丸加减。

方药：地骨皮10g，黄柏10g，薏苡仁20g，苍术10g，白术10g，淮山药10g，桑叶10g，墨旱莲10g，何首乌20g，川续断10g。7付，日一付，水煎服。

二诊（2013年10月16日）：月经周期第6天，于10月10日经行，经量少，3天干净，经色鲜红，无痛经，周期23天，口干口苦，腰酸，舌红苔黄腻，脉细沉。考虑经后期血海空虚，在清热利湿通络的基础上补肾养血，予以二妙散合养精种玉汤加减。方药：黄柏10g，薏苡仁20g，苍术10g，当归10g，川芎10g，白芍20g，熟地黄10g，何首乌20g，淮山药10g，鹿角胶10g（烊化），川续断10g，炮穿山甲10g，枸杞子10g，丹参12g。7付，日一付，水煎服。

三诊（2013年10月25日）：月经周期第15天，喉间有痰，咽干痛，白带不多，外阴不痒，舌红苔黄腻，脉细。考虑湿热瘀结下焦，治以清热利湿通管，方选二妙散合保阴煎加减。方药：陈皮5g，茯苓10g，法半夏10g，甘草10g，黄芩10g，黄柏10g，川续断10g，薏苡仁10g，地龙10g，王不留行10g，丹参20g，石斛10g。15付，日一付，水煎服。

四诊（2013年11月15日）：于11月2日经行，经量偏少，经色鲜红，4天干净，周期23天。B超（13/11）：内膜1.1cm，卵泡回声最大为0.7cm×0.5cm。舌红苔黄腻，脉沉。考虑卵泡发育不良，输卵管欠通畅，继续予以补肾滋阴的基础上加用活血通络药。方药：枸杞子10g，覆盆子10g，菟丝子20g，甘草10g，五味子5g，黄柏10g，龟甲10g，鹿角胶10g（烊化），紫河车10g，炮穿山甲10g，地龙10g，王不留行10g。15付，日一付，水煎服。

五诊（2013年12月2日）：于11月27日经行，4天干净，经量稍增加，色暗红，无痛经，周期25天，觉牙龈胀，头胀闷，舌红苔黄腻，脉弦。继续予以清热利湿通络之方药治疗，方药：陈皮5g，法半夏12g，苍术10g，甘草10g，黄柏10g，柴胡10g，薏苡仁20g，地骨皮10g，白芍10g，地龙10g，炮穿山甲10g，皂角刺10g。14付，日1付，水煎服。

六诊（2013年12月30日）：停经33天。LMP：27/11×4天。仍咳嗽，咳痰，痰白质稀，无腰酸腹痛，无阴道流血，纳可，二便调，舌淡红，苔白腻，脉细滑。血：HCG 3493IU/L，P 13.55ng/ml。考虑患者2次胚胎停育史，为肾虚所致，根据中医治未病原则，未病先防，予以寿胎丸补肾安胎，且因痰湿咳嗽予三子养亲汤化痰理气止咳。方药：菟丝子20g，枸杞子10g，桑寄生20g，川续断10g，茯苓10g，柴胡5g，白术10g，茯苓10g，莱菔子10g，芥子3g，川贝母10g，紫苏子5g。7付，日一付，水煎服。

按：患者月经周期提前、经量减少、流产后3年不孕属于中医的月经先期、月经过少、不孕症。根据患者的舌红、苔黄腻、脉细，考虑患者阴虚湿热下注冲任所致。湿热内蕴伤及阴液，阴血亏虚故月经过少；湿热内蕴，热扰冲任，冲任不固，热迫血妄行故月经先期；湿热内蕴，气血运行不畅，湿热与瘀血相互搏结，冲任不通，而且湿热耗伤阴血，精血不足，冲任血海匮乏，不能摄精凝孕而导致不孕。湿热随经下注于前阴，日久生虫，湿热熏蒸，虫毒侵蚀而瘙痒难忍。故本病诊断为：①月经先期；②月经过少；③继发不孕。辨证为：阴虚湿热。治法：滋阴补肾，清热燥湿。方用二妙丸加减清利湿热，结合月经周期治疗，经后期血海空虚，故予以补肾养阴的左归丸，并针对湿热瘀结所致的输卵管通而不畅，加用活血通络的王不留行、地龙、炮穿山甲，以及针对患者痰湿用二陈汤祛湿化痰，使得患者湿热祛，肾阴渐长，冲任血海通畅，气血精液充盛，故有子。

本病案应用二妙散治疗不孕症，体现了陈师"病症结合，久病勿忘治肾"的学术观点。

十、少腹逐瘀汤

少腹逐瘀汤出自王清任的《医林改错》，由小茴香、肉桂、干姜、当归、赤芍、蒲黄、五灵脂、川芎、延胡索（元胡）、没药组成，具有温经散寒，活血逐瘀功效，方中小茴香、肉桂、干姜味辛而性温热，入肝、肾而归脾，理气活血，温通血脉；当归、赤芍入肝，行瘀活血；蒲黄、五灵脂、川芎、延胡索（元胡）、没药入肝，活血理气，使气行则血活，气血活畅故冲任相资而有子，共成温逐少腹瘀血之剂，逐瘀荡胞，有利于助孕。

陈师临床擅用少腹逐瘀汤治疗不孕症见月经推后，经量偏少，经前或经期小腹冷痛拒按，得热痛减；面色青白，畏寒肢冷；舌质暗淡，苔白，脉沉紧。适用于无排卵性不孕、多囊卵巢综合征、子宫内膜异位症、黄体功能不全不孕等属于寒凝冲任者。治宜温经散寒，化瘀通络。寒之所生，以阳虚而阴寒内盛者为多，故温经散寒的同时常酌佐以温肾健脾扶阳之品，如巴戟天、淫羊藿（仙灵脾）、党参、黄芪、附子、鹿角胶等；而且由于寒主收引，易凝滞冲任气血产生癥瘕，故常酌佐以活血化瘀消癥散结之品，如丹参、三棱、莪术、橘核、荔枝核等。因此，温经散寒为治疗不孕症寒凝冲任的总则。

验案：包某某，女，31岁，于2015年8月31日就诊。

主诉：月经后期、经行腹痛10年，未避孕未孕1年。

病史：患者自诉初潮13岁，近5年开始出现月经周期推后，周期32～65天，末次月经8月9日，此次月经周期62天，用黄体酮针后月经来潮，经量少，色暗红，有血块，经行下腹痛。腰背凉，纳可，寐可，二便调。舌暗淡，苔薄白，脉弦。G1P1，去年3月份顺产1男婴，因新生儿肺炎已经死亡。查六项基本正常，B超检测内膜正常，卵泡不长，多卵泡卵巢。妇检：外阴正常，阴道畅，宫颈轻糜；子宫水平位，常大，质中，活动，无压痛，双附件正常。

中医诊断：①月经后期；②痛经；③不孕症。

辨证：寒凝冲任。

治法：补肾活血，温经散寒止痛。

方药：少腹逐瘀汤加减。

处方：巴戟天10g，肉桂3g，小茴香5g，川芎10g，赤芍10g，甘草10g，九香虫10g，川楝子10g，延胡索（元胡）10g，蒲黄炭10g（包煎），五灵脂10g（包煎），香附10g，当归10g。15付，日一付，水煎服。

二诊（2015年9月18日）：停经40天，经未行，自觉胸闷、小腹胀，舌暗淡，苔薄白，脉细弦。查尿HCG：阴性。考虑经未行，在上方基础上加四逆散予以疏肝理气，活血化瘀催经血下行，处方：柴胡10g，赤芍10g，蒲黄炭10g（包煎），五灵脂10g（包煎），肉桂5g，小茴香5g，川楝子10g，延胡索（元胡）10g，当归10g，石斛10g，牡丹皮10g，香附10g。15付，日一付，水煎服。

三诊（2015年10月26日）：月经周期第6天，末次月经10月21日，周期32天，经量中，经行腹痛，腰酸，今经未净，觉口干，大便稀，舌淡暗，苔薄白，脉弦。患者经治疗月经周期正常，但痛经仍较重，考虑血瘀所致，继续予以少腹逐瘀汤加减以温经散寒，化瘀止痛，处方：蒲黄炭10g（包煎），五灵脂10g（包煎），川楝子10g，延胡索（元胡）10g，肉桂3g，丹参10g，白术10g，小茴香3g，赤芍10g，当归10g，牡丹皮10g，川续断10g，甘草10g。7付，日一付，水煎服。

四诊（2015年11月2日）：月经周期第13天，自觉带下有腥味，色白，量少。近两个月来咽痒，喉间多痰，余无其他不适，舌淡暗，苔薄白，脉细。考虑患者有痰，在上方基础加法半夏、杏仁、川贝母化湿祛痰，处方：淫羊藿（仙灵脾）10g，肉桂3g，当归10g，川芎10g，牡丹皮10g，蒲黄炭10g（包煎），五灵脂10g（包煎），川楝子10g，延胡索（元胡）10g，橘核10g，杏仁10g，川贝母10g，法半夏10g。12付，日一付，水煎服。

五诊（2015年11月13日）：月经周期第24天，自诉大便溏烂，日行一次。昨日早上呕吐，腹胀，余无明显不适。B超监测卵泡（C19）：Em 1.2cm，Lf 1.8cm×1.6cm。于C21：Em 1.3cm，Lf 2.7cm×2.4cm。考虑未破裂卵泡黄素化综合征为肾虚血瘀所致，予以温肾活血化瘀。处方：当归10g，赤芍10g，川芎10g，皂角刺10g，覆盆子10g，五灵脂10g（包煎），蒲黄炭10g（包煎），巴戟天10g，肉桂3g，茯苓10g，丹参10g，川楝子10g。7付，日一付，水煎服。

六诊（2015年11月30日）：停经41天，经未行，末次月经10月21日，上月周期32天，现觉腹胀，偶有疼痛，鼻腔自觉干燥，有血丝，余无明显不适，舌淡红，苔薄白，脉细滑。查血：HCG 282.80mIU/ml，P 22.82ng/ml。考虑气阴两虚引起妊娠腹痛，予以生脉散合寿胎丸、当归芍药散加减，处方：太子参10g，麦冬10g，五味子5g，石斛10g，沙参10g，桑寄生10g，川续断10g，甘草10g，白芍10g，当归10g。7付，日一付，水煎服。在此基础上守方加减，2周后B超提示宫内早孕，见胎心胎芽。

按语：患者月经后期、经行腹痛10年，未避孕未孕1年，属于中医的月经后期、痛经、不孕症。根据患者痛经、月经后期、不孕症，舌暗，脉弦说明"瘀血阻滞"胞宫胞络，精卵不能结合而导致不孕症。瘀血阻滞，冲任血海运行不畅，不通则痛，故痛经。腰为肾之外府，腰背冷说明肾阳不足，肾虚冲任血海空虚，则月经后期，不能摄精成孕故不孕。故本病诊断为：①月经后期；②痛经；③不孕症。辨证为肾虚血瘀。治法：补肾填精，活血化瘀。方药：少腹逐瘀汤加减，少腹逐瘀汤出自王清任的《医林改错》，是治疗寒凝血瘀证痛经、不孕症的代表方，方中小茴香、肉桂、干姜味辛而性温热，入肝、肾而归脾，理气活血，温通血脉；当归、赤芍入肝，行瘀活血；蒲黄、五灵脂、川芎、延胡索（元胡）、川楝子代替没药，入肝，活血理气，使气行则血活，气血活畅故冲任相资而有子，共成温逐少腹瘀血之剂，逐瘀荡胞，有利于助孕。在此基础上加巴戟天、九香虫温补肾阳；并结合月经周期，经前期疏肝理气，排卵期温肾助阳、活血化瘀助卵泡排出，孕后及时予以当归芍药散和寿胎丸加减补肾养血安胎，共奏补肾填精，活血化瘀之功效，瘀血祛，新血生，气血运行通畅，肾气盛，故有子。

　　本病案应用少腹逐瘀汤治疗不孕症，体现了陈师"不孕症从瘀血论治"的学术观点。

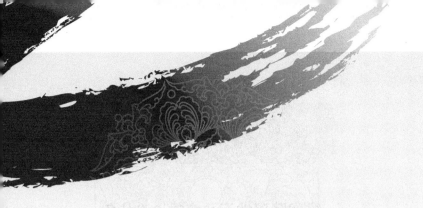

第二章 陈慧侬教授治疗不孕症临证经验

陈慧侬教授运用中医药治疗不孕症具有其独特的优势和特色，并取得很好的疗效。在不孕症诊治中，根据"久病穷及肾"以及"损伤气血"，提出"肾虚血瘀"为不孕症的主要病机，运用补肾活血法治疗不孕症取得较好的疗效。

一、排卵障碍性不孕症的诊治特色

排卵障碍是女性不孕症的主要原因之一，占女性不孕症的25%～30%，主要表现为无排卵和黄体功能不全。现代医学认为，正常排卵周期的建立有赖于完整的下丘脑－垂体－卵巢轴的调节功能及卵巢正常的分泌功能，其中任何一个环节不协调均可导致排卵障碍，表现为卵泡不发育，或卵泡发育到一定阶段闭锁、不能成熟，或虽能成熟但不破裂而黄素化，卵泡不能排出，或虽排卵，但黄体功能不足，或小卵泡排卵[45]。陈老在治疗不孕症方面积累了丰富的经验，现总结如下。

1. 病机为肾阴不足，癸水不充

女性的生殖功能主要是通过肾气—天癸—冲任—胞宫的环节来实现的。陈老认为，肾为先天之本，元气之根，是人体生长、发育和生殖的根本。肾藏精，主生殖，先天之精是生殖的物质基础，而胞宫胞脉司月事及孕育，胞脉系于肾，肾与胞宫密不可分。肾主藏精气，而肾精又为化血之源，为胞宫的行经、胎孕提供物质基础。也就是说，肾气盛是天癸至的前提，是决定月经来潮的先决条件，因此成为中医生殖轴的核心。肾气旺盛，肾精充足，则天癸应时而至，冲任的气血充盛，卵泡发育成熟可排卵，则经调子嗣。若先天禀赋不足或后天失养，房劳多产，损及肾中阴阳，肾中气血精亏虚，则天癸不能应时而至，排卵障碍，冲任失养，则不能纳精受孕。

陈教授认为无卵及排卵功能障碍性不孕症的病理在于肾阴不足，癸水不充[46]。肾寓肾阴、肾阳，《素问·阴阳应象大论》说："阳化气，阴成形。"陈老认为[46]：对于卵泡来说，卵泡为有形之物，靠有形之肾阴如水、精、血化生以及滋养发育成熟，是卵泡发育所需的物质基础；肾阳促进其功能，是推动卵泡发育的动力。但肾阴是卵泡形成发育成熟至关重要的物质基础。《石室秘录》说"肾水（包括癸水）亏者子宫燥涸，禾苗无雨露之濡，亦成萎亏"。肾阴癸水不足，既不能濡养子宫则卵不长而枯萎，犹如禾苗没有雨露的滋养，不能发育成熟结出稻谷。而且排卵障碍性不孕症临床表现多为月经后期、稀发、量少等之行经物质不足，阴亏水少的症状。所以认为"肾阴不足，癸水不充"是本病的主要病理。肾阴不足，难以聚而为精，卵子缺乏形成的物质基础或不能充分发育成熟；肾阳不足或阴阳不能协调转化，卵子缺乏排出的动力，都会导致无排卵或黄体功能不健。由于肾阴的不足，癸水的不充还可以引起较复杂的病理变化，在临证上不能忽视。因肾为五脏阴阳之本，肾虚运行无力，气血阻滞；或不能蒸腾下焦精液，水湿聚而成痰，又会进一步导致气血痰湿瘀滞，壅阻冲任胞宫，卵子难以正常发育及排出。故导师认为排卵障碍性不孕症的病因病机多以肾虚为本，气血痰湿壅滞为标。若肝失疏泄，肝气郁滞，冲任气血瘀滞，或肝郁脾虚痰湿内阻，也可阻碍卵子排出。

2. 补肾调周，顺应气血阴阳

陈老治疗以益阴补肾填精为至要，并详辨阴阳、虚实、寒热而立法用药，使肾精得充，经血得调则胎孕自成。根据胞宫的藏泻规律与肾的阴阳消长协调转化规律，结合月经周期的卵泡期、排卵期、黄体期、月经期的不同阶段依时用药，调整月经周期，治疗月经失调性不孕，疗效显著。根据"谨察阴阳之所在，以平为期"的原则，治疗体现"阴中求阳，阳中求阴"大法。具体方法如下。

（1）滋肾养阴助卵长。

卵泡为有形之物，肾阴形成其形质，是卵泡发育所需的物质基础；肾阳促进其功能，是推动卵泡发育的动力。陈老认为，肾阴不足，难以聚而为精，卵子缺乏形成的物质基础或不能充分发育成熟。陈老认为在经后期至排卵期前，此时血海空虚，冲任不足，冲任、胞宫阴阳气血处于"阴长阳消"的过程，阴长是奠定物质基础的时期，是肾阴、天癸滋长的阶段。对排卵障碍性不孕症，此期促进卵泡充分发育成熟是治疗的关键所在。

因此，治疗上多以益阴补肾填精为主要原则，使天癸盛、冲任固，助卵泡生长发育成熟。方药临床多选用左归丸加减（《景岳全书》）。方中重用补肾益精之血肉有情之品，提高肾阴癸水的水平，奠定卵子产生成长的物质基础，配用其他补肾养阴活血药，可达到促发排卵之目的。临床上陈老用益阴补肾填精为法治疗无排卵或排卵功能障碍受孕率可达60%以上。

（2）温肾活血促排卵。

排卵期即氤氲之时，此时阴长至极，卵泡发育已臻成熟，重阴必阳，卵泡在肾阳的温煦气化推动下不断突出于卵巢表面，在肝气的疏泄作用下，卵泡成熟破裂排卵。

陈老师认为，卵泡在肾阴的作用下启动发育，但要形成氤氲状态还需满足两个条件：一为肾阳的温煦推动；二为冲任胞脉气血运行流畅。若肾阳不足，不能作为内在动力鼓动卵子排出，从而出现卵子排出障碍。且肾为冲任之本，冲为血海，任主胞胎，肾气虚，无力推动血行，或者由于气滞、湿热、痰湿等因素影响冲任胞宫气血运行通畅，冲任脉络不畅，阻滞胞宫胞脉，亦会导致卵子排出受阻。因此，陈老认为，卵泡不能排出而黄素化多责之于肾阳不足，气滞血瘀。

治疗上，予以温肾壮阳促进卵泡发育成熟并鼓动卵子排出的基础上，适当加用行气活血之品，使冲任气血运行通畅，以促排卵。在左归丸的基础上加用仙茅、淫羊藿、巴戟天、鹿角胶、丹参、当归、黄芪等。若素体肾阳偏虚，则可改用右归丸加减。若气滞、湿热、痰湿等所致，分别佐以疏肝理气之四逆散、清热祛湿之三妙散、化痰燥湿之苍附导痰丸等。

（3）温肾壮阳健黄体。

排卵后月经期前，卵泡迅速转变成富有血管的腺体样结构称为黄体，能分泌维持妊娠所必需的孕激素、雌激素，而孕激素有使体温升高的作用。中医认为，经前期为阳盛阴生渐至重阳，阳中有阴，月经周期中阴阳消长节律中阳生的高峰时期，肾阳功能渐趋充旺，冲任气血旺盛，则为孕育做好准备。

陈老认为，排卵后若黄体功能不全，则孕激素、雌激素分泌不足，子宫内膜发育不良，影响孕卵着床而导致不孕症，此类不孕多与肾脾阳虚为主要病机，肾阳亏虚，命门火衰，阳虚气弱，则生化失期，有碍子宫发育或不能触发氤氲乐育之气，以致不能摄精成孕。治疗以温肾壮阳健黄体为基本法则。陈老喜用右归丸加减，治疗着重于阳，但宜水中补火，阴中求阳，才能使阴阳达到正常水平的平衡。方药：由熟地黄、山药、山茱萸、枸杞子、菟丝子、鹿角胶、当归、附子、肉桂、杜仲炭等组成，方中以附子、肉桂、鹿角胶温补肾阳；以熟地黄、枸杞子、山茱萸、山药滋阴益肾填精；以菟丝子、杜仲炭补益肝肾；当归养血和血，助鹿角胶以补养精血。诸药配合，共奏温补肾阳，填精养血之功，使精血充足，冲任得养，胎孕可成。由于温阳药性味辛热者不可过用，因"妇人之生，有余之气，不足于血"，恐有燥烈伤阴之虑，因此常用巴戟天、淫羊藿（仙灵脾）、仙茅、肉苁蓉等代替附子、肉桂。而且肾阳不足，多伴脾阳不足，脾肾阳虚，则需健脾温阳同治，加党参、白术、黄芪等。

（4）补肾活血利孕卵着床。

陈老认为由于不孕症多为痼疾，久病必穷及肾，或是不孕症多有人流药流、宫腔镜或腹腔镜等手术病史，手术损伤肾气和冲任气血，肾气亏虚，不能推动气血的运行，容易引起冲任气血运行不畅，则血气不和成瘀，胞脉瘀阻，两精不能相合，导致无子。故临床上见患者舌暗，或有瘀点瘀斑，脉弦者。治疗在孕卵着床的窗口期，予以补肾活血之大法，以利于孕卵着床，使得肾气盛，瘀血祛，冲任气血运行通畅，肾以系胎，血以养胎，孕卵得肾精和气血的滋养而生长，常用方剂有当归芍药散合寿胎丸加减，常用的药物包括：菟丝子、续断、桑寄生、杜仲、（炒）白术、茯苓、当归、白芍、川芎等。若未受孕则经行，此期为阳气至重，重阳转阴阶段，体内气血阳气充盛，血海按期满盈，子宫泻而不藏，排出经血，治疗关键在"通"，因势利导，予以补肾活血使经血顺利排出，旧血去，则新血生，又开始新的月经周期。

3. 审症求因，病证结合

（1）肾虚

① 肾气虚证　证见婚久不孕，月经不调或停闭，经量或多或少，色黯；头晕耳鸣，腰酸膝软，精神疲倦，小便清长；舌淡、苔薄，脉沉细，两尺尤甚。尤其适用于黄体功能不全、排卵功能障碍、多囊卵巢综合征等肾气亏虚以及气血不足者。陈师喜用毓麟珠以补肾益气，温养冲任。方中八珍汤双补气血，温养冲任；菟丝子、杜仲温补肝肾，调补冲任；鹿角霜、川椒温肾助阳。诸药合用，既能温补先天肾气以养精，又能培补后天脾胃以生血，使精血充足，冲任得养，胎孕可成。

② 肾阴虚证　证见婚久不孕，月经常提前，经量

少或月经后期甚至停闭，经色较鲜红；或行经时间延长，甚则崩中或漏下不止；形体消瘦，头晕耳鸣，腰酸膝软，五心烦热，失眠多梦，眼花心悸，肌肤失润，阴中干涩；舌质稍红略干，苔少，脉细或细数。适用于排卵功能障碍、先天卵巢发育不良、多囊卵巢综合征、卵巢储备功能下降或卵巢早衰等女性属先天禀赋不足者。陈师喜用大补阴丸以滋补肝肾之阴。方中熟地黄、龟甲、猪脊髓补肾养阴，填精生髓，扶助正气以培本；知母、黄柏清虚热，泻相火。另外，枸杞子和菟丝子、女贞子和墨旱莲、何首乌和麦冬亦为陈师常用于滋补肾阴的对药。

③ 肾阳虚证　证见婚久不孕，无排卵，月经迟发，或月经后期，或闭经，经色淡黯，性欲低下，小腹冷，带下量多，清稀如水，或子宫发育不良，头晕耳鸣，腰酸膝软，夜尿多，眼眶黯，面部黯斑，或环唇黯，舌质淡黯，苔白，脉沉细、尺弱。适用于黄体功能不全、排卵功能障碍、多囊卵巢综合征等肾阳亏虚者。陈师喜用右归丸以温补肾阳。方中熟地黄、山茱萸、枸杞子、山药滋阴益肾，阴中求阳；菟丝子、杜仲补肝肾之阴，强腰膝；当归养血和血，与补肾之品相配，

补养精血；附子、肉桂、鹿角胶温阳化气、直补肾阳。诸药合用，温肾助阳暖宫，填精助孕。

（2）肝郁证　证见多年不孕，月经愆期，量多少不定，经前乳房胀痛，胸胁不舒，小腹胀痛，精神抑郁，或烦躁易怒，舌红，苔薄，脉弦。用于排卵功能障碍、高泌乳素血症等属肝气郁结者。陈师喜用逍遥散或定经汤以疏肝解郁。方中以当归、白芍之养血，以涵其肝；苓、术、甘草之补土，以培其本；柴胡、薄荷、煨生姜俱系辛散气升之物，以顺肝之性，而使之不郁。如是则六淫七情之邪皆治，而前证岂有不愈者哉。全方共奏疏肝解郁，调经助孕之效。

（3）气滞血瘀证　见婚久不孕，无排卵，月经多延后，或周期正常，量少或多，色紫黑，有血块，经行不畅，甚或漏下不止，少腹疼痛拒按，经前痛剧，舌紫黯，或舌边有瘀点，脉弦涩。尤适用于子宫肌瘤、子宫内膜异位症、卵巢肿瘤或盆腔包块等属血瘀者。陈师喜用桂枝茯苓丸以活血化瘀，消癥散结。该方为化瘀消癥之缓剂。该方出自《金匮要略》，方中以桃仁、牡丹皮活血化瘀；等量之白芍，以养血和血，则可祛瘀养血，使瘀血去，新血生；加入桂枝，既可温通血脉以助桃仁之力，又可得白芍以调和气血；佐以茯苓之淡渗利湿，寓有湿去血止之用。综合全方，乃为化瘀生新、调和气血之剂。

（4）痰湿证　见婚久不孕，形体肥胖，经行延后，甚或闭经，带下量多，色白质黏无臭，头晕心悸，胸闷泛恶，面色㿠白，苔白腻，脉滑。适用于排卵功能障碍、多囊卵巢综合征等痰湿内阻者。陈师喜用苍附导痰丸之化痰燥湿，调经助孕之功效。方中二陈汤化痰燥湿，和胃健脾；苍术燥湿健脾；香附、枳壳理气行滞；胆南星燥湿化痰；神曲、生姜健脾和胃，温中化痰。全方共奏燥湿化痰，行滞调经之效。

4. 衷中参西

陈老在治疗排卵障碍性不孕症时，衷中参西，临证善于借助现代诊疗技术。一是常于月经周期的第2～5天检测性激素水平，以了解有无多囊卵巢综合征、高泌乳素血症、卵巢储备功能下降、黄体功能不全等；二是借B超以了解患者子宫的发育和形态学情况，以了解有无子宫先天发育畸形、子宫肌瘤、子宫内膜异位症等；三是通过B超了解卵泡和子宫内膜的发育情况，卵泡是否发育成熟，是否破裂排出以及卵泡发育成熟的时机等。借助现代医学技术手段以明确排卵障碍性不孕症的发病原因，针对其疾病的特点适当应用西药治疗，并结合中医的辨证论治，调理脏腑冲任气血，使得肾气旺盛，肾精充足，则天癸应时而至，冲任气血充盛，卵泡发育成熟可排卵，并在氤氲之时精卵结合则有子。

5. 典型病例

【病例1】不孕症（肾阳虚证）

徐某，女，31岁，于2014年9月24日初诊。

主诉：未避孕未孕2年。

病史：患者自诉婚后2年来，未避孕而未孕，平素月经34～35天一行，末次月经9月8日，经行5天干净，经量正常，有少量血块，经前下腹隐痛，经行腰痛。舌淡红，苔薄白，脉沉弱。孕0产0。2013年11月28日查性激素六项：FSH 3.24mIU/ml，LH 6.72mIU/ml，PRL 25.99ng/ml，P 0.59ng/ml，E_2 150.0ng/ml，T 0.31ng/ml。AsAb（－），EmAb（－）。丈夫精液未检查。

西医诊断：不孕症。

中医诊断：不孕症。

辨证：肾阳虚证。

治法：补肾益气，温养冲任。

处方：毓麟珠加减。

方药：北黄芪20g，枸杞子10g，川续断10g，杜仲10g，菟丝子20g，白芍10g，白术10g，茯苓10g，鹿角胶10g（烊化），紫河车10g。15付，日一付，水煎服。

二诊（2014年10月15日）：患者停经37天，现经仍未行，查尿HCG（－），舌淡红，苔薄白，脉弦。考虑患者肾虚精血亏少，冲任不足，故血海不能按时满溢。治以养血活血，补肾调经，方选柴胡疏肝散加减。方药：当归10g，白芍20g，甘草10g，香附10g，川芎10g，鹿角霜10g，艾叶10g，益母草10g，牛膝10g，川续断10g，白术10g，丹参12g。7付，日一付，水煎服。

三诊（2014年10月24日）：月经周期第8天，患者末次月经10月17日，周期39天，经行5天干净，经量少，无痛经，夜间易醒，二便调。患者肾虚，故血海不能按时满溢，继续予补肾填精，养血调经，方选左归丸加减。方药：何首乌20g，白芍20g，川芎10g，菟丝子10g，枸杞子10g，车前子5g，鹿角胶10g（烊化），紫河车10g，川续断10g，杜仲10g，甘草10g。7付，日一付，水煎服。

四诊（2014年11月3日）：月经周期第17天，患者时觉下腹隐痛，喉间有痰。B超示：子宫常大，Em 0.7cm，Rf 1.3cm×1.0cm，Lf 0.7cm×0.6cm。患者排卵期，考虑卵泡发育不良，治以补肾填精，养血调经，方选温胞饮加减。方药：巴戟天10g，甘草10g，白芍10g，当归10g，川芎10g，丹参10g，鹿角胶10g（烊化），枸杞子10g，菟丝子20g，白术10g，牡丹皮10g，淫羊藿（仙灵脾）10g。5付，日一付，水煎服。

五诊（2014年11月19日）：月经周期第8天，患者末次月经11月12日，周期25天，经行3天干净，经量极少，暗褐色，用护垫即可，现无特殊不适。舌淡红，苔薄白，脉沉弱。考虑患者月经量少为肾虚血海满溢不足所致，治以活血养血，补肾填精，方选左归丸加减。方药：鹿角胶10g（烊化），紫河车10g，白芍10g，山茱萸10g，枸杞子10g，覆盆子10g，当归10g，川芎10g，丹参10g，皂角刺10g。7付，日一付，水煎服。

六诊（2014年12月5日）：月经周期第24天，觉夜间易惊醒，小便黄，偶有左腰疼痛，考虑经前期，在补肾养阴基础上加活血通经之品，方药在上方基础加益母草10g，桃仁10g，牛膝10g。10付，日一付，水煎服。

七诊（2014年12月15日）：月经周期第8天，患者末次月经12月8日，周期26天，经行6天干净，经量少，色红，有痛经，有血块，纳可，睡眠欠佳，夜梦多，易惊醒，大便正常，每日1次，小便黄。脉沉弱。患者阴虚火旺，热灼津液，故月经色红量少，而有块；热扰心神，则夜间多梦而易醒，脉沉弱为肾虚之征象，治以滋阴补肾，固冲调经。方药：白芍20g，何首乌20g，熟地黄10g，枸杞子10g，覆盆子10g，鹿角胶10g（烊化），丹参10g，川续断10g，白术10g，淮山药10g，紫河车10g，甘草10g。7付，日一付，水煎服。

八诊（2014年12月24日）：月经周期第16天，现觉口干，喉中有痰，量多，痰色偏粉红，余无不适，纳可，睡眠欠佳，梦多，二便正常。舌嫩红，苔薄白，脉沉弱。考虑患者排卵后，在补肾养阴的基础上温肾壮阳、活血化瘀，方选二仙汤加减，方药：淫羊藿（仙灵脾）10g，巴戟天10g，何首乌20g，五味子5g，白芍

10g，甘草10g，太子参10g，当归10g，丹参10g，鹿角胶10g（烊化），麦冬10g。15付，日一付，水煎服。

九诊（2015年1月16日）：停经39天，经未行，觉腰痛，下腹隐痛，梦多，喉中有痰，无咳嗽，纳可，大便质中，小便色黄。查尿HCG：阳性。B超示宫内早孕，未见胎心。患者经治疗后，肾气充足，气血足以濡养胞宫，方能摄精成孕，孕后予补肾健脾安胎，方选寿胎丸合四君子汤加减。方药：菟丝子10g，川续断10g，桑寄生10g，甘草10g，白术10g，茯苓10g，阿胶10g（烊化），黄芩10g，淮山药10g，白芍10g，石斛10g。7付，日一付，水煎服。

十诊（2015年1月26日）：孕7W，觉腰痛，无阴道流血及腹痛，纳可，梦多，二便调。舌淡红，苔薄白，脉细滑。1月16日查：P 21.64ng/ml，HCG 5215.19IU/ml。今B超检查：宫内早孕，见胎心，孕囊边见有少量积液。考虑为先兆流产，为肾虚不能系胎所致。治之滋阴补肾，固冲安胎。方选寿胎丸加减，方药：菟丝子10g，枸杞子10g，川续断10g，当归身10g，太子参20g，桑寄生10g，阿胶10g（烊化），桑叶10g。7付，日一付，水煎服。

十一诊（2015年2月6日）：孕2月，时有恶心呕吐，自觉左手时常麻木，寐欠佳，梦多，无腹痛，无阴道流血，无腰酸，无头晕乏力，纳可，尿稍频，大便正常。舌淡红，苔薄白，脉滑。B超示宫内早孕，见胚芽、胎心。考虑患者脾肾两虚，予以健脾补肾安胎，方选寿胎丸加减安胎，方药在上方基础上加白术10g，砂仁5g（后下）。7付，日一付，水煎服。

十二诊（2015年2月15日）：孕2月余，无不适，舌淡红，苔薄白，脉细滑。继续治以养血补肾，固冲安胎，方选当归芍药散合寿胎丸加减，方药：当归身10g，白芍10g，熟地黄10g，桑寄生10g，川续断10g，阿胶10g（烊化），菟丝子10g，白术10g，茯苓10g，甘草10g。14付，日一付，水煎服。

按语： 患者未避孕未孕2年，诊断为不孕症，患者舌淡红，脉沉弱考虑为肾阳不足，冲任虚衰，胞脉失养，不能摄精成孕，故不孕；肾虚精少，冲任不足，血海不能按时满溢，故经行错后；肾虚不能濡养外府故腰酸。故本病属于不孕症，辨证肾阳虚，治法补肾益气，温养冲任，方选毓麟珠加减。方中北黄芪、茯苓、白术益气健脾，川续断、杜仲补肾温阳，鹿角胶、紫河车、枸杞子、白芍补肾填精固冲，全方共奏补肾养血，固冲调经之效。经治疗，患者肾气充实，脾气健旺，气血运行通畅，故经调，冲任气血能凝精成孕。因患者孕后出现腰酸，B超提示孕囊边见有少量积液，考虑肾气虚所致的胎动不安，予以寿胎丸合当归芍药散加减治之，以达补肾养血，固冲安胎之效，气血充盛，则胎有所养。

【病例2】不孕（肾阴虚）—IVF失败—自然妊娠

杨某某，女，28岁，于2015年1月9日就诊。

主诉：未避孕未孕2年。

病史：患者自诉2012年开始未避孕未孕，月经14岁初潮，周期28～30天，经期5天，经量中等，经色鲜红，末次月经12月5日，经行第5天，现经量少，经色红，质地稠厚，时五心烦热，盗汗，纳寐可，二便调。舌红苔少，脉细弦。于2014年2月行辅助生殖技术助孕取卵20个，配成2个鲜胚，于4月移植未成功。孕0产0。B超检查卵泡有成熟卵泡，HSG提示：双侧输卵管通畅，丈夫精液分析：正常。

西医诊断：原发性不孕症。

中医诊断：不孕症。

辨证：肾阴虚证。

治法：滋肾养阴，调补冲任。

方药：大补阴丸加减。

处方：知母10g，龟甲10g，熟地黄10g，黄柏10g，荷叶10g，白芍10g，茯苓10g，甘草10g，山茱萸10g，枸杞子10g。15付，水煎服，日一付。

二诊（2015年1月23日）：现月经周期第19天，于1月5日经行，经行5天干净，经量中，无痛经，纳可，睡眠欠佳，二便调。舌红苔少，脉细弦。因排卵后期，在补肾养阴的基础上酌加补肾助阳之品，在上方基础去茯苓、白芍、山茱萸，加覆盆子、菟丝子、川续断、生地黄。处方：知母10g，龟甲10g，黄柏10g，熟地黄10g，生地黄5g，何首乌10g，川续断10g，甘草10g，枸杞子10g，荷叶10g，覆盆子10g，菟丝子10g。15付，水煎服，日一付。

三诊（2015年2月9日）：于2月6日经行，现经行第4天，经量中等，经色鲜红，无痛经，周期31天，夜寐欠佳，纳可，二便调。舌红，苔薄白，脉细弦。经后期予以补肾养阴，方选大补阴丸加减，处方：龟甲10g，知母10g，熟地黄10g，生地黄10g，何首乌10g，枸杞子10g，川续断10g，黄柏10g，香附10g，白芍10g，覆盆子10g，菟丝子10g。15付，日一付，水煎服。

四诊（2015年3月2日）：月经周期第25天，夜寐欠佳，余无不适，舌暗红，苔薄白，脉细弦。考虑经前期，补肾养血活血调经，方选大补阴丸合四物汤加减，处方：龟甲10g，知母10g，黄柏10g，熟地黄10g，枸杞子10g，白术10g，当归10g，川芎10g，菟丝子10g，何首乌20g。7付，日一付，水煎服。

五诊（2015年3月9日）：于3月7日经行，经量中，无痛经，现经行第3天，经量不多，经色淡红，周期29天，夜寐欠佳，腰酸，纳可，二便调。舌红暗，苔薄白，脉细弦。考虑经后期，予以补肾养阴，方选左归丸加减，处方：何首乌10g，山茱萸10g，甘草10g，龟甲10g，知母10g，黄柏10g，北黄芪20g，熟地黄10g，枸杞子10g，菟丝子10g，当归10g，白芍10g，鹿角胶

10g（烊化），丹参10g。15付，日一付，水煎服。

六诊（2015年3月23日）：现月经周期第17天。于月经周期第14天行B超监测：右卵巢见成熟卵泡。现无不适，纳寐可，二便调。考虑排卵期有成熟卵泡，予以寿胎丸加减补肾健脾助孕安胎。处方：菟丝子10g，川续断10g，杜仲10g，当归10g，白芍10g，白术10g，茯苓10g，桑寄生10g，阿胶10g（烊化），荷叶10g。15付，日一付，水煎服。

七诊（2015年4月8日）：停经32天经未行，觉偶有腰酸，无腹痛，夜寐欠佳，纳可，二便调。尿HCG阳性；血β-HCG 1471IU/L，P 141.50nmol/L。舌红，苔薄白，脉细弱。考虑肾虚引起胎动不安，予以补肾健脾，益气安胎，方选寿胎丸加减。处方：黄芪10g，太子参10g，山药10g，白术10g，菟丝子10g，川续断10g，桑寄生10g，白芍10g，当归身10g，甘草10g，茯苓10g，阿胶10g（烊化）。15付，日一付，水煎服。

八诊（2015年4月23日）：孕47天，偶有恶心欲吐，无腹痛以及腰酸，无阴道流血，纳差，夜寐欠佳，二便调。B超提示宫内早孕，见胎心、胎芽。继续守方出入治疗1月，患者无不适，定期产检。

按语：患者因"未避孕未孕2年"来就诊，属于中医的不孕症，结合其月经量少、色红质稠、五心烦热、盗汗、舌红苔少、脉细弦等情况，考虑由肾阴虚引起的不孕症。肾阴亏损，精血不足，冲任空虚，不能凝精成孕故不孕，月经量少；阴虚内热，虚火上扰，则色红质稠，五心烦热，盗汗。舌红苔少，脉细弦为阴虚内热之征。该病辨证为肾阴虚型，治以补肾养阴，调补冲任为主，选用大补阴丸加减，方中用熟地黄、龟甲滋阴潜阳，壮水制火，即所谓培其本。以黄柏苦寒泻相火以坚阴，知母苦寒而润，上能清胃热，下能滋肾水，与黄柏相须，苦寒降火，保存阴液，平抑亢阳，即所谓清其源，以白芍养血滋阴柔肝，茯苓健脾以益生化之源，山茱萸、枸杞子滋肾养阴生津，配以荷叶清透虚热。全方共奏滋肾养血、调补冲任之功，以达调经种子之效。傅氏认为"此方之用，不特补血，而纯于填精，精满则子宫易于摄精，血足则子宫易于容物，皆有子之道也。"二诊时，患者已经

133

规律用大补阴丸滋肾养阴治疗两个月经周期，测排卵已见成熟卵泡，给予寿胎丸加减补肾养血、固肾安胎。方中菟丝子补肾益精，固摄冲任，肾旺自能荫胎；桑寄生、川续断补益肝肾，养血安胎；阿胶补血；加当归身、白芍养血和血柔肝；黄芪、太子参、山药健脾益气；茯苓、白术健脾以益生化之源；甘草调和诸药，使气血充沛，运行调畅，以收安胎之效。

二、卵巢储备功能下降的诊治特色

卵巢储备功能是指卵巢内存留卵泡的数量和质量，反映女性的生育能力。卵巢产生卵子能力减弱，卵泡细胞质量下降，导致生育能力下降，称卵巢储备功能下降，其进一步发展还将出现卵巢功能衰竭[47]。调治和提高卵巢储备功能，对于治疗女性不孕症、提高辅助生殖技术成功率、防治卵巢早衰具有重要的临床意义。陈老自拟滋阴清热育卵方治疗卵巢储备功能下降疗效显著。

1. 肾阴亏虚为主要病机

卵巢储备功能下降时卵巢内卵泡生成减少，引起黄体功能下降，雌激素的减少信号导致垂体出现反馈性地分泌刺激激素，直接引起FSH和LH升高，对卵泡的发育和卵子的生长产生抑制作用而导致不孕症。临床表现为月经先期、过少，或月经后期、闭经、不孕，五心烦热，腰膝酸软，眩晕耳鸣，咽干口渴，潮热盗汗或骨蒸发热，形体消瘦，失眠健忘，舌红少苔，脉细数。基础性激素水平[48,49]：卵泡刺激素（FSH）10～40U/L，FSH/黄体生成激素（LH）＞3；基础FSH/LH比值≥3，窦卵泡数＜6个。

陈老认为卵巢储备功能下降的病理在于肾水早竭[50]。根据临床表现可归属于中医的"月经后期""月经过少""月经先期""闭经""不孕症""绝经前后诸证"等范畴。女性卵巢功能与肾主生殖密切相关。肾藏精，内寓元阴元阳。卵泡为有形之物，靠有形之肾阴精血和癸水化生以及滋养发育成熟。《景岳全书·阴阳篇》曰："元阴者，即无形之水，以长以立，天癸是也。"吾师认为女性一生以阴为用，卵之生及胎之育，"阴精"为重要的物质基础。肾之阴精"天癸"的充盛与衰竭具体表现为月经的来潮与绝经，以及生殖能力的开始与丧失，是影响卵巢储备功能的关键因素[44]。肾中精气不足，则天癸不充，冲任气血亏少，经血无以化生，经水渐衰，胞脉失养，而出现月经不调、不孕之症。由于阴虚则生内热，虚火灼伤阴液则见咽干口渴；上扰心神出现五心烦热、失眠健忘、潮热盗汗或骨蒸发热、舌红少苔、脉细数等症。卵巢早衰患者，多因先天禀赋不足，或劳逸失调，或七情化火，或房劳多产，或手术损伤肾气，导致肾精匮乏则天癸不充，冲任气血亏虚，继而胞宫、胞脉失养，直至血枯经闭。此即《医学正传》所云："月水全赖肾水施化，肾水既乏则精水日以干涸。"

2. 治以补肾养阴清热

陈老根据肾阴亏虚的病机，治以滋肾阴、清相火，采用滋阴清热育卵方治疗。方药：龟甲，熟地黄，知母，黄柏，白芍，何首乌，枸杞子，菟丝子，山药，甘草。方中熟地黄味甘性温，归肝、肾经，补血滋阴，益精填髓；龟甲甘咸而寒，直入肾经，滋补肾水，为壮水涵木之品。菟丝子为阴中阳药，性润而辛香流通，不温不燥，补而不腻；何首乌、枸杞子甘平质润，功专滋补肝肾，与菟丝子相配，前者补精血兼顾能利水，后者补精血兼具通调。白芍酸寒入肝，养血敛阴，柔肝平肝。以上五味平补肾中阴阳，肾有所藏则精旺，精旺则气足，气足则天癸至竭有常。知母、黄柏清热泻火；山药健脾益气补后天以资先天，为佐药。甘草益气补中，调和诸药。统观全方，药物配伍自有精妙之处，共奏填精、补肾、调和气血之效，阴足则卵成；陈老临证时随证加减，每见奇效。

临床运用要注意以下五点。一是在滋肾养阴的基础上，继以血肉有情之品养之，可酌情选加紫河车、阿胶、鹿角胶共奏填精益髓之功。二是滋阴不忘阳，根据阴阳相生相用的原则，《景岳全书》所论："善补阳者，必于阴中求阳，则阳得阴助而生化无穷；善补阴者，必于阳中求阴，则阴得阳升而泉源不竭"，即是在滋肾养阴的基础上佐以鹿角胶、仙茅、淫羊藿（仙灵脾）、巴戟天、紫石英、紫河车等温肾助阳调冲。三是滋阴药容易碍伤脾胃，应酌加健脾理气之品，如白术、茯苓、陈皮、砂仁等。四是精血相生，补肾药中加入养血柔肝之品，如熟何首乌等。五是虚则补其母，在补肾的基础上酌加麦冬、沙参、玉竹之品，以达补肺启肾，金水相生之效。

3. 兼顾心、肝、脾，调理气血

卵巢储备功能下降发病以肾虚为本，同时与心、肝、脾相关。《黄帝内经》云："二阳之病发心脾，有不得隐曲，女子不月……"指出月经后期、闭经与心、肝、脾有关。

一是柔肝养肝。由于肾水不足，水不涵木，使肝气郁结，疏泄失常，或郁久化火，耗伤阴血，血行不畅导致冲任失调，出现精神抑郁，烦躁易怒，胸胁胀满，少腹胀痛，舌边暗红或有瘀点，脉细弦。治疗以"滋肝、柔肝"为主，常用当归、生地黄、白芍、女贞子、枸杞子、山茱萸、沙参、制何首乌等药。若肝郁化火，证见口苦心烦、胸胁胀满、舌暗红、苔薄黄、脉弦数者，可加钩藤、川楝子、栀子以清泻肝火；若肝阴不足，肝阳上亢者，见头晕目眩、头痛，加滋阴潜阳之菊花、石决明、钩藤、天麻、牡蛎、鳖甲等。

二是健脾益气。天癸虽然来源于先天，但必须受后天水谷精微的滋养，脾胃者，精气升降之枢纽，若脾化源不足，则血海空虚，不能按期满溢，月经逐渐后延或闭经、不孕，经来量少，经色淡而质薄，或神疲乏力，头昏肢倦，食欲缺乏，大便溏薄，舌淡，苔少或白薄，脉沉缓或弱。治宜健脾益气，常用党参、白术、茯苓、山药、黄芪等；或以山药、石斛、沙参、麦冬等养脾阴。

三是滋肾清心。肾水不足，不能上济心火，水火失济，则出现潮热盗汗、烦躁失眠、五心烦热、舌红少苔、脉细数等心肾不交的症状，治以滋肾清心，常用生脉散、甘麦大枣汤酌加远志、柏子仁、首乌藤（夜交藤）、合欢皮等养心气，润肾燥，宁心安神。敛汗可酌加浮小麦、煅龙骨、煅牡蛎；除烦加竹叶、莲子心，又可交通心肾加黄连、阿胶。也可加养血安神解郁之合欢花、酸枣仁；清热之青蒿、鳖甲、银柴胡。

四是养血活血。多由于堕胎小产等子宫手术、或卵巢、输卵管手术可损伤卵巢组织或影响卵巢血液供应，损伤肾气冲任，或久病及肾，阴精损耗；或产时大出血，血去精亏，致肾气不足，精血匮乏，肝失所养，冲任俱虚，月经停闭。治以养血活血，常用四物汤的熟地黄、当归、白芍、川芎、丹参、鸡血藤等。

4. 补肾活血调周

陈老认为，卵巢储备功能下降以肾阴虚为本，肾的阴阳失调为纲，治疗时应养血滋阴，益精填髓，调和阴阳。顺应月经周期中阴阳的消长转化，循时用药。经后期血海空虚，在肾气的作用下蓄积阴血，治法以滋肾益阴养血，佐以左归丸加减助卵泡发育；经间期为重阴转阳，阴精盛，冲任气血活动显著，佐以活血通络促其排卵；经前期为阳长期，阴充阳长，治宜阴中求阳，补肾助阳或佐以疏肝，维持阳长以健黄体。行经期重阳转化期，重阳则开，血海满盈而溢泄，治宜养血活血，推动气血运行，使经行顺畅。

由于卵巢储备功能下降以月经稀发或闭经为主要表现，多有血海不充，气血运行不畅导致瘀血阻滞的病理改变。当辅以养血活血之法，促使卵巢及胞宫脉络气血运行通畅。对于活血药的选择，但应在补养肾阴的基础上见带下渐增、脉象渐充，方可因势利导，不应过早过度地使用活血化瘀药物，以防竭泽而渔。

5.典型病例

【病例】不孕症、痛经（肾阴虚证）

张某，女，41岁，于2014年4月23日初诊。

主诉：结婚后未避孕未孕6年。

病史：患者自诉婚后未避孕未孕6年，于2012年8月在省人民医院就诊，考虑卵巢功能降低，于2013年11月做试管助孕1次失败，现有两个冻胚。时觉腰酸，多梦，口干，舌质红，苔白腻，脉沉细。月经13岁初潮，周期25天，经期4～5天，经量中等，色鲜红，质稠。末次月经日期：2014年4月13日，经行下腹疼痛。孕0产0。性激素（15/4）：FSH 16.86IU/L，LH 11.45 IU/L，P 0.21 ng/ml。

西医诊断：不孕症。

中医诊断：①不孕症；②痛经。

辨证：肾阴虚证。

治法：补肾填精。

方药：大补阴丸加减。

处方：龟甲10g，知母10g，黄柏10g，薏苡仁20g，苍术10g，茯苓10g，甘草10g，川续断10g，藿香10g，天花粉10g，墨旱莲10g。7付，日一付，水煎服。

二诊（2014年5月7日）：月经第25天，末次月经4月13日，现腰胀痛，寐差，多梦易醒，口干，大便黏，白带黄，经前乳房胀痛，月经色暗有块。舌质红苔白腻，脉沉细。考虑月经先期为阴虚血热所致，加地骨皮养阴清热，处方：上方加地骨皮10g。7付，日一付，水煎服。

三诊（2014年5月14日）：月经第7天，末次月经5月8日，经行4天，量中，色暗红，有血块，经行痛经，以下腹为主，周期25天，运动过后渴，汗出过多。舌质红，苔薄白，脉沉细。处方：山茱萸10g，太子参10g，麦冬10g，五味子10g，枸杞子10g，菟丝子20g，龟甲10g，知母10g，黄柏10g，茯苓10g，覆盆子10g。7付，日一付，水煎服。

四诊（2014年5月19日）：月经第12天，末次月经5月8日，月经周期25天，经行腹痛。考虑排卵后在补肾养阴的基础予以温肾阳之品，处方：巴戟天10g，淫羊藿（仙灵脾）10g，何首乌20g，甘草10g，枸杞子10g，黄柏10g，菟丝子10g，覆盆子10g，鹿角胶10g（烊化），龟甲10g，知母10g。15付，日一付，水煎服。

在此基础上治疗3个月。

五诊（2014年9月23日）：月经第5天，末次月经9月19日，经行4天，量偏少，现觉腰酸胀，大便烂，口干，夜寐欠佳，周期27天，舌红苔薄白，脉沉细。复查血性激素（20/9）：FSH 7.88IU/L，LH 3.49IU/L，P 0.84 ng/ml，考虑经后期血海空虚，予以补肾养阴填精，方选左归丸加减，处方：龟甲10g，紫河车10g，黄柏10g，知母10g，熟地黄10g，菟丝子15g，枸杞子10g，山茱萸10g，淮山药10g，砂仁5g，川续断10g，甘草6g，太子参10g。15付，日一付，水煎服。

六诊（2014年10月8日）：月经第20天，末次月经9月19日。B超：Em 9.5mm。拟于10日移植，舌红苔薄白，脉沉细。根据治未病的原则，予以养阴清热安胎，方选保阴煎加减。处方：黄芩10g，白术10g，白芍20g，黄柏10g，枸杞子10，菟丝子10g，淮山药10g，川续断10g，桑寄生10g，茯苓10g，甘草10g。15付，日一付，水煎服。

七诊（2014年10月27日）：移植后17天，于10月10日移植2个冻胚，现觉乏力，下腹隐痛，2天前有少量阴道流血。查血HCG：＞1000IU/L。处方：当归

10g，白芍10g，白术10g，茯苓10g，砂仁5g（后下），菟丝子10g，桑寄生10g，川续断10g，阿胶10g（烊化），黄芩10g，黄柏10g，石斛10g，墨旱莲10g，甘草10g。7付，日一付，水煎服。

八诊（2014年11月3日）：移植后24天，经治疗后已无阴道流血，无下腹痛，纳可，二便调，舌红，苔黄腻，脉滑。处方：上方去石斛、墨旱莲。7付，日一付，水煎服。

按语：该患者未避孕未孕6年，而且经行腹痛，属于中医学的"不孕症，痛经"范畴。患者未避孕6年未孕，为先天禀赋不足，肾精亏虚，冲任虚衰，胞脉失养，不能摄精成孕；肾气虚，经血不足，经期时经血更虚，胞宫、胞脉失于濡养，经行腹痛。腰为肾府，肾虚则腰酸胀痛；肾精亏虚，阴虚则内热，热扰心神故心烦失眠、口干；阴虚内热，热迫血妄行则月经周期提前，色鲜红，质稠。舌红、脉沉细均为肾阴亏虚的表现。故本病诊断为不孕症、痛经，治则补肾填精，方选大补阴丸加减，大补阴丸出自《丹溪心法》，具有滋阴降火之功效，主治肝肾亏虚，真阴不足，虚火上炎所致阴虚火旺证。治宜大补真阴以治本，佐以降火以治标，标本兼治。以"阴常不足，阳常有余，宜常养其阴，阴与阳齐，则水能制火"（《医宗金鉴·删补名医方论》）为理论依据，君药熟地黄、龟甲滋阴潜阳，壮水制火，即所谓培其本，重用。臣药黄柏、知母，黄柏苦寒，泻相火以坚阴；知母苦寒而润，上能清润肺金，下能滋清肾水，与黄柏相须为用，苦寒降火，保存阴液，平抑亢阳，即所谓清其源。在治疗时结合患者具体的病情，患者舌苔白腻考虑有湿热内蕴，故在此基础上加三妙散、藿香清热利湿，加天花粉、墨旱莲清热养阴生津，并结合月经的周期治疗，经后期予以补肾填精合左归丸加减，排卵后加温肾壮阳的巴戟天等，孕后及时予以保阴煎加减补肾养阴清热安胎；使得湿热祛，虚火清，肾阴盛，冲任二脉得以充养故有子。

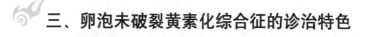

三、卵泡未破裂黄素化综合征的诊治特色

卵泡未破裂黄素化综合征（luteinized unruptured follicle syndrome，LUFS）是指卵泡成熟但不破裂，卵细胞未排出而原位黄素化，是一种排卵功能障碍性疾病，是女性不孕的一个重要原因。LUFS在育龄妇女中的发生率为5%，而在不孕妇女中约占25%[51]，且复发率高。

1. 肾虚血瘀是病因病机

LUFS患者的临床主要表现为月经周期、经期规则，宫颈黏液随月经周期的改变亦正常，具有双相基础体温和排卵后的孕酮水平等一系列征象，在B超监测下有主卵泡发育，只是长大的卵泡在月经周期的排卵期内不破裂而黄素化，临床往往仅表现为"不孕"，因其临床表现隐匿而易被忽视而误诊。根据B超动态监测可分为小卵泡型、卵泡滞留型及持续增大型三种类型。临床多见于盆腔炎症、子宫内膜异位症、高泌乳素血症、多囊卵巢综合征以及服用克罗米酚助孕患者。

陈老认为，对于卵泡来说，卵泡为有形之物，靠有形之肾阴如水、精、血化生以及滋养发育成熟（是卵泡发育所需的物质基础）；肾阳促进其功能，是推动卵泡发育的动力。排卵期即氤氲之时，此时阴长至极，卵泡发育已臻成熟，重阴必阳，卵泡在肾阳的温煦气化推动作用下不断突出于卵巢表面，在肝气的疏泄作用下，卵泡成熟破裂排卵。卵泡在肾阴的作用下启动发育，但要形成氤氲状态还需满足两个条件：一为肾阳的温煦推动；二为冲任胞脉气血运行流畅。若肾阳不足，或肾气亏虚，不能作为内在动力温煦或鼓动卵子排出，或者由于气滞、湿热、痰湿、瘀血等因素影响冲任胞宫气血运行通畅，冲任脉络不畅，阻滞胞宫、胞脉，从而出现卵子排出障碍，不能摄精成孕导致不孕症。因此，该病病位在胞脉与冲任，病机为肾虚血瘀。

2. 补肾活血通络是其治疗大法

陈老针对其病机，治以补肾活血通络为大法，辨其寒热虚实，并结合月经周期用药，促卵泡排出。

在经后期予以补肾益阴填精，使天癸盛、冲任固，卵泡生长发育，同时予以温肾壮阳以促卵泡成熟并鼓动外移突出于卵巢。临床多用左归丸（《景岳全书》）加减。左归丸是张介宾由六味地黄丸化裁而成。他认为："补阴不利水，利水不补阴，而补阴之法不宜渗"（《景岳全书·本草正（上）》），故去"三泻"（泽泻、茯苓、牡丹皮），加入枸杞子、龟甲胶、牛膝加强滋补肾阴之力；又加入鹿角胶、菟丝子温润之品补阳益阴，阳中求阴，即张介宾所谓："善补阴者，必于阳中求阴，则阴得阳升而泉源不竭"（《景岳全书》）之义。方中重用熟地黄滋肾填精，大补真阴，为君药。山茱萸养肝滋肾，涩精敛汗；山药补脾益阴，滋肾固精；枸杞子补肾益精，养肝明目；龟、鹿二胶，为血肉有情之品，峻补精髓，龟甲胶偏于补阴，鹿角胶偏于补阳，在补阴之中配伍补阳药，取"阳中求阴"之义，均为臣药。菟丝子益肝肾，强腰膝，健筋骨，俱为佐药。诸药合用，共奏滋阴补肾，填精益髓之效。

在排卵期予以益气活血通络，使胞脉冲任气血运行通畅，卵泡排出顺畅。常用药物：川楝子、丹参、当归、黄芪、皂角刺、王不留行、川芎、威灵仙等。活血通络药物可促使冲任气机条达，炎症组织修复，增加卵泡张力及促排卵助孕。

3. 分型论治

一是肝肾阴虚，多见于小卵泡发育黄素化。临床见婚后不孕，月经先期，量少色红，质黏稠，无血块，心悸不宁，失眠健忘，五心烦热，腰膝酸软，头目眩晕，舌红少苔，脉细数。治宜滋补肝肾。方选大补阴丸合二至丸加减。药用：熟地黄、龟甲、黄柏、知母、女贞子、墨旱莲、麦冬等。

二是肾阳不足。多见于黄体功能不足所致小卵泡或卵泡持续增大型。临床见婚后不孕，月经后期，量少质稀，腰膝酸软，面色晦暗，头晕耳鸣，夜尿繁多，畏寒肢冷，舌淡暗，苔薄白，脉沉细或细弱。治宜健脾补肾壮阳，方选右归丸加减，药用巴戟天、淫羊藿、菟丝子、枸杞子、覆盆子、鹿角胶、紫河车、山茱萸、熟地黄、山药、黄芪、白术、茯苓、当归、川芎等。

三是痰湿阻滞。多见于多囊卵巢综合征所致小卵泡或卵泡持续增大型。临床见婚久不孕，肥胖多毛，时见面部痤疮，月经后期、或稀发、甚至闭经，带下量多、清稀、质黏腻如痰状，神疲倦怠，胸闷泛恶，纳

149

呆，腹胀便溏，舌淡苔白腻，脉细滑。治宜健脾祛痰利湿，补肾壮阳，方选归芎二陈汤合右归丸加减，药用当归、川芎、陈皮、半夏、茯苓、香附、巴戟天、淫羊藿、菟丝子、枸杞子、覆盆子、鹿角胶、紫河车、山茱萸、熟地黄、黄芪、白术、茯苓等。

四是瘀血阻滞。多见于子宫内膜异位症，或有附件手术史所致卵泡滞留型。临床见婚久不孕，月经周期正常或后期，经行腹痛，肛门坠胀，腰骶酸痛，偶有性交痛，甚者进行性加重，经行不畅，经色暗，有血块，块下痛减，舌紫黯或舌边有瘀斑瘀点，脉细弦或弦涩。治宜理气止痛，活血化瘀。方选当归芍药散合内异痛经灵加减。药用：当归、白芍、川芎、白术、茯苓、川楝子、延胡索、蒲黄炭、五灵脂、川续断、菟丝子、黄芪、龙血竭等。若冷痛剧，加小茴香、桂枝温经散寒；若有癥瘕，加橘核、荔枝核等散结消癥。

五是湿热下注。多见于盆腔炎性疾病所致卵泡滞留型。临床见多年不孕，平素下腹时痛，痛连腰骶，带下量多色黄，神疲乏力，胸闷烦躁，口苦咽干，纳呆腹胀，小便短赤；舌质红，苔黄腻，脉细弦或滑数。

治宜清热利湿，活血化瘀通络。以"疏管汤"为基础合"三妙散"加减，药用：炮穿山甲、王不留行、路路通、皂角刺、地龙、川楝子、苍术、黄柏、薏苡仁，酌佐以两面针、白花蛇舌草、忍冬藤等清热解毒，加牡丹皮、延胡索、香附疏肝理气止痛。

六是肝气郁结。多见于精神因素或高泌乳素血症所致卵泡滞留或卵泡持续增大型。临床见婚久不孕，月经先后无定期，经量中等或时多时少，色红质黏，情志抑郁或焦虑，经前乳胀，胸胁胀满，善太息，或伴有急躁易怒，腰酸痛，或足跟痛，耳鸣，舌红苔薄，脉沉弦细。治宜理肝调冲，填精助孕。方选定经汤加减。药用：当归、白芍、川芎、丹参、柴胡、山药、茯苓、菟丝子、熟地黄、枸杞子、王不留行、皂角刺、牛膝、川楝子、麦芽等。如肝郁化热则加牡丹皮、栀子等。

4. 典型病例

【病例1】不孕症、月经后期（肾阳虚血瘀）

杨某某，女，28岁，于2013年9月25日初诊。

主诉：人流术后月经周期推后，未避孕未孕4年。

病史：患者自诉于2009年因早孕行人流术，术后月经周期推后，周期为40～42天，末次月经9月11日，经期4天，经量中等，无痛经。现已未避孕未孕4年，腰酸，纳可，寐欠佳。孕1产0，2009年人流1次，造影提示：左输卵管通畅，右输卵管通而不畅。B超监测：有优势卵泡但不破。性激素六项：正常。舌淡苔白腻，脉沉细。

西医诊断：不孕症（未破裂卵泡黄素化综合征）。

中医诊断：①不孕症；②月经后期。

辨证：肾阳虚血瘀。

治法：补肾养血，固冲调经。

方药：归肾丸加减。

处方：菟丝子20g，太子参20g，白术10g，甘草10g，川续断10g，杜仲10g，当归10g，川芎10g，巴戟天10g，淫羊藿（仙灵脾）10g，鹿角胶10g（烊化）。15付，日一付，水煎服。

二诊（2013年10月8日）：月经周期第28天，患者末次月经9月11日，周期40天，经行4天干净，现觉腰酸痛，右下腹隐痛，纳可，寐欠佳，二便调，舌淡暗，苔薄白，脉沉弱。方药：淫羊藿（仙灵脾）10g，仙茅10g，当归10g，川芎10g，甘草10g，丹参10g，益母草10g，牛膝10g，川楝子10g，巴戟天10g。7付，日一付，水煎服。

三诊（2013年10月18日）：月经周期第38天，经未行，无特殊不适，舌红，苔薄白，脉沉弱。考虑经前期，予以活血通经，方药：龟甲10g，知母10g，白芍20g，当归10g，川芎10g，桃仁5g，川续断10g，杜仲12g，丹参12g，益母草10g，牛膝10g。7付，日一付，水煎服。

四诊（2013年10月25日）：月经周期第4天，患者末次月经10月22日，周期41天，经量中等，至今未净，经前乳房胀痛，口干，多梦，二便调。舌淡暗，苔薄白，脉沉弱。患者舌淡说明肾阳虚，舌暗说明有瘀血，现为经期，在补肾养阴的基础上温肾壮阳，活血化瘀，方药：山茱萸10g，何首乌20g，熟地黄20g，丹参10g，川芎10g，当归10g，香附10g，白芍20g，鹿角胶10g，（烊化）蒲黄炭10g（包煎），甘草10g，牡丹皮10g。10付，日一付，水煎服。

五诊（2013年11月8日）：月经周期第18天，咽痛，咳嗽，流清涕，头晕。于4/11行B超：Em 0.8cm，Lf 0.7cm×0.6cm，Rf 0.9cm×0.5cm。舌淡红，苔薄黄，

脉浮。考虑风热感冒，予以疏风清热，和解少阳的小柴胡汤加减，方药：柴胡10g，山芝麻10g，黄芩10g，薄荷10g（后下），法半夏10g，荆芥10g，白芍10g，当归10g，甘草10g，白术10g，桑寄生20g。7付，日一付，水煎服。

六诊（2013年11月14日）：月经周期第24天，感冒已经痊愈，现无不适，纳可，寐欠佳，二便调，舌淡暗，苔薄白，脉沉弱。考虑经将行，予以疏肝理气的逍遥散加减，方药：当归10g，白芍20g，甘草10g，柴胡10g，川续断10g，白术10g，鹿角霜10g，益母草10g，巴戟天10g，川芎10g，熟地黄20g。14付，日一付，水煎服。

七诊（2013年11月28日）：月经周期第6天，患者末次月经11月23日，周期32天，经量中等，4天未净，经前乳房胀痛，二便调。舌淡暗，苔薄白，脉细弦。现为经后期，在补肾养阴的基础上温肾壮阳，活血化瘀，方药：当归10g，白芍10g，熟地黄10g，山茱萸10g，何首乌20g，鹿角胶10g，川芎10g，香附10g，甘草10g，法半夏10g，陈皮5g，紫河车10g。7付，日一付，水煎服。

八诊（2013年12月5日）：月经周期第13天，无不适。今B超：Em 4mm，Rf 28mm×22mm，张力欠佳。舌暗红，苔薄白，脉细弱。右侧卵泡发育已达28mm×22mm仍未破裂，患者舌暗红，脉细弱为肾阳虚血瘀所致，予以补肾温阳，活血化瘀促卵泡破裂，处方：当归10g，川芎10g，甘草10g，香附10g，川续断10g，赤芍10g，杜仲10g，皂角刺10g，巴戟天10g，淫羊藿（仙灵脾）10g。7付，日一付，水煎服。

九诊（2013年12月16日）：月经周期第24天，大便稀，夜寐可，纳可，舌淡暗，苔薄白，脉沉弱。于7/12行B超检查：子宫内膜5mm，右卵泡22mm×26mm，张力差。考虑卵泡已经破裂，继续予以补肾温阳，活血化瘀的当归芍药散加减，方药：淫羊藿（仙灵脾）10g，巴戟天10g，当归10g，白芍20g，甘草10g，赤芍10g，川续断10g，杜仲10g，鬼箭羽10g，丹参12g，艾叶10g，白术10g。7付，日一付，水煎服。

十诊（2013年12月23日）：停经31天，经未行，无不适，舌淡暗，苔薄白，脉细弱。考虑经将行，予以活血通经之四物汤加减，处方：当归10g，川芎10g，赤芍10g，香附10g，艾叶10g，牛膝10g，川续断10g，甘草10g，丹参12g，牡丹皮10g，淮山药10g，益母草10g。7付，日一付，水煎服。

十一诊（2013年12月30日）：停经38天，经未行，无不适，晨起大便溏烂，日行一次。舌淡暗，苔薄白，脉细弱。考虑脾虚失于运化而致大便溏烂，予以健脾益气之香砂六君子汤加减，处方：白术10g，茯苓10g，生党参12g，砂仁5g，木香5g，益母草10g，鹿角霜10g，甘草10g，菟丝子10g，白芍20g，甘草10g，香附10g，牛膝10g。10付，日一付，水煎服。

十二诊（2014年1月10日）：停经49天，经未行，昨天下腹隐痛，已经乳胀10余天，舌淡暗，苔薄白，脉细弦。予以补肾活血通经治疗，处方：黄芪20g，血竭5g，川续断10g，甘草10g，丹参12g，桃仁10g，益母草10g，牛膝10g，菟丝子10g，巴戟天10g，川芎10g，白术10g。7付，日一付，水煎服。

十三诊（2014年1月17日）：停经56天，经未行，现腰痛，口干，乳房胀痛，舌淡暗，苔薄白，脉细弦。处方：黄芪20g，淫羊藿（仙灵脾）10g，仙茅10g，香附10g，甘草10g，艾叶10g，牛膝10g，丹参12g，桃仁3g，益母草10g。7付，日一付，水煎服。

十四诊（2014年1月23日）：停经62天，觉体倦多梦，纳差，便溏，舌暗，苔薄白，脉细滑，B超：早孕，见胎心、胎芽。考虑孕后脾虚失于健运，予以补肾健脾安胎之寿胎丸合四君子汤加减，处方：菟丝子20g，桑寄生10g，黄芪20g，生党参10g，白术10g，当归10g，白芍10g，茯苓10g，甘草10g，砂仁5g（后下）。15付，日一付，水煎服。在此方基础出入治疗15天上症缓解，立产卡定期产检。

按语：患者月经周期推后、不避孕不孕4年，属于中医的月经后期、不孕症。根据患者的舌淡、苔薄白，脉沉细考虑患者肾虚，由于肾虚冲任虚衰不能摄精成孕，出现卵泡发育不良导致不孕；肾虚精亏血少，冲任亏虚，血海不能如期满溢，致使月经后期；肾虚不能濡养外府，故出现腰酸，下腹坠胀；舌淡，苔薄白，脉沉均为肾虚的表现。根据患者舌暗考虑患者有瘀血，瘀血阻滞，气血运行不畅，血海不能按时满溢故月经后期；瘀血阻滞胞宫、胞脉，故卵泡不破。故本病诊断为月经后期、不孕症，辨证为肾阳虚血瘀证；治则补肾养血，固冲调经；方选归肾丸加减，方中以山茱萸、熟地黄养血益精，当归、川芎养血活血，巴戟天、菟丝子、川续断、杜仲补肾温阳促卵泡发育，山药、白术健脾益气，鹿角胶补阴助阳以养任督二脉，甘草调和诸药。全方共奏补肾养血，固冲调经之功效，同时排卵期加活血通络的皂角刺、赤芍等助卵泡成熟并排卵，在着床期继续予以补肾活血之品助受精卵着床，使肾气盛，气血调，冲任充，血海如期满溢，故有子。孕后结合患者的舌脉予以辨证治疗，患者舌淡薄白，考虑患者脾肾两虚，予当归芍药散、四君子汤合寿胎丸补肾养血，固冲安胎，寿胎丸出自《医学衷中参西录》，具有补肾安胎功效，主治肾虚滑胎，及妊娠下血，胎动不安，胎萎不长者。方中菟丝子补肾益精，肾旺自能荫胎；桑寄生、续断补肝肾，固冲任，使胎气强壮；阿胶滋养阴血，加用当归芍药散、四君子汤健脾益气，使得肾气盛，气血旺，则胎自安。

【病例2】 月经后期、不孕症（肾虚夹湿证）

向某某，女，34岁，于2014年9月19日初诊。

主诉：月经周期推后2年，清宫术后未避孕未孕1年。

病史：平素月经推后，周期37～40天，末次月经9月9日，3天净，经量偏少，无痛经，阴道分泌物多、色黄，外阴痒。患者自诉于2013年3月孕90天胚胎停育行清宫术，术后未避孕未孕已经1年，于今年7月因"输卵管不通及盆腔粘连"在宫腹腔镜下行"盆腔粘连分解＋宫腔粘连分解术"，术中见输卵管通畅。B超监测卵泡提示"卵泡不破裂"。孕4产1，人流2次，剖宫产1胎，现小孩已5岁。舌淡，苔黄腻，脉沉弱。

中医诊断：①月经后期；②不孕症。

辨证：肾虚夹湿证。

治法：补肾健脾，养血调经。

方药：三妙散合艾附暖宫丸加减。

处方：苍术10g，黄柏10g，川续断10g，菟丝子10g，枸杞子10g，甘草10g，鹿角胶10g（烊化），川芎10g，香附10g，艾叶10g，白术10g。15付，日一付，水煎服。

二诊（2014年9月29日）：月经周期第21天，自觉燥热，皮肤热，大便如羊屎状，口干，寐可。B超示右卵巢无回声，考虑为优势卵泡（1.9cm×1.5cm）（使用促卵针后查）。考虑卵泡已经成熟，予以补肾温阳活血，促卵泡破裂，方药：皂角刺10g，当归10g，川芎10g，川续断10g，菟丝子10g，鹿角胶10g（烊化），北黄芪20g，苍术10g，枸杞子10g，覆盆子10g。10付，日一付，水煎服。

三诊（2014年10月17日）：宫腹腔镜术后3个月，末次月经10月11日，周期32天，经量中等，现月经周期第7天，今仍有少量流血，便秘，自觉燥热，口干。舌淡黄腻，脉细弱。因脉细弱且卵泡不破考虑肾阳虚，舌黄腻为湿热所致，治以三妙散清热利湿，方药：苍术10g，黄柏10g，川续断10g，菟丝子10g，枸杞子10g，石斛10g，覆盆子10g，川芎10g，丹参10g，赤芍10g，甘草10g。7付，日一付，水煎服。

四诊（2014年10月24日）：月经周期第14天，末次月经10月11日，经行7天干净，经量中，行经前及经期前两天乳房胀痛。现觉腰酸，手脚心出汗，口干，大便可。B超示内膜0.5cm，右卵巢见优势卵泡（2.7cm×1.6cm）。患者排卵期，治以补肾益气，活血调经以促卵泡破裂，方药：白芍20g，白术10g，淮山药10g，川续断10g，皂角刺10g，淫羊藿（仙灵脾）10g，砂仁5g，党参10g，丹参12g。15付，日一付，水煎服。

五诊（2014年11月14日）：月经周期第4天，末次月经11月11日，周期30天，至今未净，经行下腹牵扯痛，排卵期至今腰酸，经前乳房胀痛，现尿频。舌红，苔黄腻，脉细弦。昨日查性激素六项：FSH 8.97mIU/ml，LH 3.60mIU/ml，PRL 8.90pg/ml，P 0.64ng/ml，E_2 20.66ng/ml，T 46.51ng/ml。考虑经期，血海空虚，治以滋阴补肾，养血调经，方选大补阴丸合生脉散加减。方药：太子参20g，麦冬10g，白芍10g，龟甲10g，知母10g，黄柏10g，熟地黄20g，当归10g，香附10g，枸杞子10g，山茱萸10g。10付，日一付，水煎服。

六诊（2014年11月26日）：月经周期第16天，末次月经11月11日，经行5天干净，现觉腹部凉，腰酸冷，口干，余无不适。今B超示子宫常大，内膜厚0.9cm，右卵巢优势卵泡（1.5cm×1.3cm）。治以滋阴补肾，养血调经，方选大补阴丸合生脉散加减，方药：

枸杞子10g，菟丝子10g，太子参10g，麦冬10g，知母10g，黄柏10g，覆盆子10g，白芍10g，甘草10g，山茱萸10g，石斛10g。15付，日一付，水煎服。

七诊（2015年2月16日）：月经周期第31天，患者末次月经1月17日，乳胀，腰酸，下腹冰冷，舌淡红，苔薄白，脉细滑。测尿HCG（+）。考虑患者有胚胎停育史，现已经妊娠，根据中医治未病的原则，治以补肾养血，固冲安胎，方选寿胎丸合当归芍药散加减，方药：菟丝子10g，川续断10g，阿胶10g（烊化），桑寄生10g，太子参10g，白术10g，白芍10g，茯苓10g，当归10g，麦冬10g。10付，日一付，水煎服。

八诊（2015年2月27日）：患者妊娠5^{+6}周，无阴道流血，乳胀，腰酸，纳寐可，二便调。继续予补肾养血，固冲安胎，上方加石斛10g、杜仲10g，10付，日一付，水煎服。经治疗于3月16日患者复诊，B超检查提示宫内早孕，见胎心。

按语：患者月经周期37～40天，清宫术后未避孕未孕1年，故诊断为月经后期、不孕症，辨证为肾虚夹瘀证。患者肾虚精血亏少，冲任不足，血海不能按时满溢，故经行错后，量偏少；肾虚冲任虚衰，不能摄精成孕故不孕；舌淡，脉沉弱为肾虚的表现。苔黄腻考虑为脾肾阳虚不能运化水湿，郁久化热所致；湿热下注故外阴瘙痒，故本病辨证为肾虚夹湿。治以补肾健脾，养血调经，方选三妙散合艾附暖宫丸加减，方中苍术、黄柏清热燥湿，川续断、菟丝子、枸杞子补肾填精，鹿角胶、川芎、白术养血活血，香附、艾叶理气调经，甘草调和诸药，全方共奏补肾理气，养血调经之效。经治疗，患者肾气充实，脾气健旺，气血运行通畅，故经调，冲任气血能凝精成孕。因患者有胚胎停育史，而且孕后出现腰酸属于肾气虚所致的胎动不安，予以寿胎丸合当归芍药散加减治之，以达补肾养血，固冲安胎之效，气血充盛，则胎有所养。

【病例3】不孕症（肾阴虚夹湿热证）

杨某某，女，30岁，于2012年12月12日就诊。

主诉：经行前后腰酸胀痛3年，未避孕未孕2年。

病史：患者自诉三年前因无痛人流术后患急性盆腔炎，治疗后出现经行及前后腰痛胀，口干舌燥，以夜寐时尤重，尿黄，月经基本正常，周期26～27天，量偏多，经前失眠，末次月经12月3日，经行4～6天干净。孕1产0，于2009年行人流1次。妇检：外阴正常，阴道畅，宫颈光，子宫后位，常大，活动，无压痛，双附件未触及包块。舌暗红，苔薄白，脉沉弱。

中医诊断：不孕症。

辨证：肾阴虚夹湿热证。

治法：补肾养阴清热。

处方：知柏地黄丸加减。

方药：黄柏10g，知母10g，淮山药10g，山茱萸10g，牡丹皮10g，熟地黄10g，泽泻10g，茯苓10g，菟丝子10g，五味子5g，白术10g。7付，日一付，水煎服。

二诊（2013年2月1日）：近觉口干，多饮水，夜寐欠佳，舌红，苔黄腻，脉沉弱，继续在补肾壮腰的基础上清热祛湿，处方：黄柏10g，薏苡仁20g，知母12g，牡丹皮10g，熟地黄10g，枸杞子10g，山茱萸

10g，丹参12g，桑寄生20g，淮山药10g，菟丝子10g。12付，日一付，水煎服。

　　三诊（2013年2月27日）：于2月24日经行，现经行第4天，周期32天，仍有腰酸胀，无腹痛，经量多，色鲜红，有血块，口干苦多饮，夜寐欠佳，舌红，苔黄腻，脉细弦。在补肾壮腰的基础上养阴生津，处方：何首乌20g，白芍20g，当归10g，川续断10g，桑寄生20g，茯苓10g，天花粉10g，柴胡10g，葛根10g，枸杞子10g，淮山药10g，菟丝子20g。12付，日一付，水煎服。

　　四诊（2013年3月8日）：月经周期第13天，大便溏烂，舌淡红，苔黄腻，脉细弦。B超监测卵泡：右卵泡2.6cm×2.5cm，张力好，Em 9mm。考虑：卵不破？在补肾壮腰的基础上加活血化瘀之品，处方：当归10g，川芎10g，皂角刺10g，菟丝子10g，桑寄生10g，鹿角胶10g（烊化），白芍20g，茯苓10g，白术10g，甘草10g。7付，日一付，水煎服。

　　五诊（2013年5月6日）：于4月17日经行，经行前后腰痛好转，月经先期，周期25天，口干多饮，舌红苔黄，脉细弦。考虑经前期予以逍遥散加减，处方：

桑寄生20g，当归10g，白芍20g，白术10g，茯苓10g，甘草10g，葛根10g，麦冬10g，皂角刺10g，柴胡10g，川续断10g，丹参12g。10付，日一付，水煎服。

六诊（2013年6月27日）：于6月11日经行，经行前后腰痛好转，经行有血块，月经周期28天，造影提示：子宫、输卵管未见异常，口干多饮，舌淡红，苔黄腻，脉细弦。考虑脾虚不能运化水湿郁而化热，予以四君子汤合三妙散加减，处方：白术10g，茯苓10g，生党参12g，薏苡仁10g，苍术10g，黄柏10g，川续断10g，杜仲10g，鹿角胶10g(烊化)，桑寄生10g。15付，日一付，水煎服。

七诊（2013年12月23日）：孕61天，于10月22日经行，月经周期26天，觉恶心，胃脘胀闷，纳可，口干舌燥，夜尿多、色黄，口苦，舌红，苔薄黄，脉细滑。B超：宫内早孕，单活胎。考虑孕后阴血下聚养胎，阴虚血热，予以补肾养阴，清热安胎之寿胎丸加减，处方：黄芩10g，淮山药10g，川续断10g，麦冬10g，杜仲10g，桑寄生20g，墨旱莲10g，沙参12g，甘草10g，菟丝子10g，石斛10g。14付，日一付，水煎服。

按语：患者因经行前后出现腰酸，而且未避孕未孕已经2年就诊，属于中医的不孕症。因分娩、人流损伤肾气，肾虚冲任虚衰，不能摄精成孕，而致不孕；腰为肾府，肾主骨生髓，肾虚则不能濡养其外府故腰酸胀痛；肾阴虚，则精液亏少不能濡养其舌窍，故口干舌燥，以夜寐时尤重，尿黄；肾阴虚则内热，热扰心神则夜寐失眠多梦。舌淡红，苔薄黄，脉沉弱均为肾阴虚有湿热的表现。故该病辨证为肾阴虚夹湿热型，治疗补肾养阴清热，方药知柏地黄丸加减，方中黄柏、知母清泻相火，淮山药、山茱萸、熟地黄补肾养阴，牡丹皮、泽泻、茯苓健脾利水渗湿，菟丝子、五味子补益肝肾，白术健脾益气，全方共奏补肾养阴，清热利湿之功效。在此基础上结合患者的症状辨证加减，患者精液耗伤出现口干，则加养阴生津之石斛、葛根、天花粉、白芍、麦冬等；舌红苔黄腻考虑为湿热，加用三妙散清利湿热；结合B超监测卵泡，卵泡不破则加温肾活血之品，如鹿角胶、皂角刺、川芎、丹参等；使得肾气盛，脾气健，冲任气血旺盛则有子，孕后予以寿胎丸加减补肾安胎。

四、多囊卵巢综合征不孕的诊治特色

多囊卵巢综合征（PCOS）是由女性生殖内分泌和代谢功能异常导致的排卵障碍性疾病，据报道PCOS世界范围内的发病率为6% ～ 10%[52]，无排卵或稀发排卵、高雄激素血症、卵巢多囊样改变是其主要特征[53]。临床表现主要为月经稀发、闭经、不孕、月经失调、肥胖、多毛、痤疮等。

1. 肾虚为本，血瘀为标

女性的生殖功能主要是通过肾气—天癸—冲任—胞宫来实现的。陈老认为肾气盛是天癸至的前提，是决定月经来潮的先决条件，中医生殖轴的核心。肾气旺盛，肾精充足，则天癸应时而至，冲任的气血充盛，卵泡发育成熟可排卵，则经调子嗣。对于卵泡来说，卵泡为有形之物，靠有形之肾阴如水、精、血化生以及滋养发育成熟（是卵泡发育所需的物质基础）；肾阳促进其功能，是推动卵泡发育的动力。

陈老认为：肾虚和血瘀是PCOS的主要病机。以肾虚为本，肾阳虚，命门火衰，冲任失于温煦，不能摄精成孕；肾阴虚，精血不足，冲任失于滋养，则不能滋养胞胎。在此基础上，若精血不足，气血运行不畅，或水不涵木，肝气郁结，气滞血凝，则冲任胞宫失养，可致月经后期、月经量少、闭经；血凝气结阻滞胞宫，卵巢皮质包膜厚，排卵障碍则不能受胎。若肾阳不足，不能温煦脾阳，健运失职，不能运化水湿则聚湿成痰，痰浊阻滞冲任胞宫，亦可致月经后期、甚者闭经；痰湿阻滞不能启动氤氲乐育之气而致不孕。即《女科切要》云："肥白妇人，经闭而不通者，必是湿痰与脂膜壅塞之故也。"朱震亨指出肥盛妇人"躯脂满溢，闭塞子宫"致"经水不调，不能成胎"。傅山也曾论及肥胖痰湿之人易患此病："且肥厚之妇，内肉必满，遮子宫，不能受精。"故本病以肾虚为本，血瘀为标。

2. 补肾活血促排卵

陈老认为，PCOS的临床表现为月经后期、闭经、不孕，卵巢增大、白膜增厚、多个不同发育阶段的卵泡，并伴有颗粒细胞黄素化。治疗关键是促排卵，助孕，安胎。促排卵就是使不成熟的卵泡发育成熟并能从卵巢破裂排出。

（1）补肾填精助卵泡发育　陈老认为卵泡为有形之物，肾阴形成其形质，是卵泡发育所需的物质基础；肾阳促进其功能，是推动卵泡发育的动力。PCOS 的病理为卵泡发育不成熟出现的无排卵，肾精充实是卵子发育成熟的前提，治疗多以益阴补肾填精为主要原则，使天癸盛、冲任固，助卵泡生长发育成熟[54]。方药临床多用左归丸加减（《景岳全书》）：熟地黄、山药、山茱萸、枸杞子、川牛膝、菟丝子、鹿角胶、龟甲胶。同时辨证加减。方中重用补肾益精之血肉有情之品，提高肾阴癸水的水平，奠定卵子产生成长的物质基础，配用其他补肾养阴活血药，可达到促发排卵之目的。多用在经后期至排卵期前，此时血海空虚，冲任不足，冲任、胞宫阴阳气血处于"阴长阳消"的过程，阴长奠定物质基础的时期，是肾阴、天癸滋长的阶段，此期促进卵泡充分发育成熟是治疗的关键所在。

（2）温肾壮阳活血促排卵　陈老师认为，卵泡在肾阴的作用下启动发育，但要形成氤氲状态还需满足两个条件：一为肾阳的温煦推动；二为冲任胞脉气血运行流畅。PCOS出现的卵巢白膜增厚，卵泡不能排出而黄素化多责之于肾阳不足，气滞、痰阻、血瘀所致。肾阳不足，不能作为内在动力鼓动卵子排出，从而出现卵子排出障碍。且肾为冲任之本，冲为血海，任主胞胎，肾气虚，无力推动血行，气滞、湿热、痰湿等因素影响冲任胞宫气血运行通畅，冲任脉络不畅，阻滞胞宫胞脉，亦会导致卵子排出受阻，则不能摄精成孕。

治疗上，在温肾壮阳促进卵泡发育成熟并鼓动卵子排出的基础上，适当加用行气活血之品，使冲任气血运行通畅，以促排卵[54]。在左归丸的基础上加用仙茅、淫羊藿、巴戟天、丹参、当归、皂角刺、黄芪等。若素体肾阳偏虚，则可改用右归丸加减。若肝郁气滞出现高泌乳素血症加柴胡、麦芽、川楝子等；若兼肝胆郁热加夏枯草、柴胡、栀子、牡丹皮等；若痰湿瘀阻加当归、川芎、苍术、香附、陈皮、半夏、茯苓、胆南星等；若湿热瘀阻佐以清热祛湿的黄柏、苍术、薏苡仁、芡实、牛膝等。

（3）补肾调周，顺应气血阴阳　陈老治疗以益阴补肾填精为至要，并详辨阴阳、虚实、寒热而立法用药，使肾精得充，经血得调则胎孕自成。根据胞宫的藏泄规律与肾的阴阳消长协调转化规律，结合月经周期的卵泡期、排卵期、黄体期、月经期的不同阶段依时用药，调整月经周期，治疗月经失调性不孕症疗效显著。根据"谨察阴阳之所在，以平为期"的原则，治疗体现"阴中求阳，阳中求阴"大法。

月经后期至排卵前是胞宫储存精气、卵泡成长的阶段，重在补肾之阴，常用滋肾助卵方：当归、白芍、熟地黄、山茱萸、山药、菟丝子、枸杞子、何首乌、紫河车、鹿角胶。月经后期用药方中重用龟甲胶、何首乌、熟地黄、枸杞子、山茱萸等滋补肾阴，紫河车、鹿角胶滋补肾阳，在此取其温肾助阳、补益命门之意。即所谓阴中求阳，因肾中之阴精需要在肾中阳气的作用下才能逐渐充盈，诸药合用，可促使卵泡发育成优势卵泡。

排卵期是肾中阴阳化生之时，重在阴转阳，加用巴戟天、淫羊藿、覆盆子、皂角刺、鸡血藤、丹参等补肾壮阳活血药物，促使成熟卵泡排出[54]。

卵子排出后至月经前，以阴阳双补为主[54]。经前用药：鹿角胶、菟丝子、当归、川芎、巴戟天、赤芍、桃仁、熟地黄、枸杞子、益母草、淫羊藿、紫石英。方中菟丝子及鹿角胶、巴戟天、淫羊藿属温补肾阳，填精补髓之类；熟地黄、枸杞子为滋阴补肾，填精养血之物。此方阴阳俱补，益肾填精即所谓阴中求阳，阳中求阴，阴阳平衡，生化无穷。加用当归、川芎、桃仁、赤芍、益母草等活血通经以助补肾之功效的充分发挥，使月经周期的阴阳消长转化能顺利进行。

月经期，此期为阳气至重，重阳转阴阶段，体内气血阳气充盛，血海按期满盈，子宫泄而不藏，排出经血，治疗关键在"通"，因势利导，予以补肾活血使经血顺利排出，旧血去，则新血生，又开始新的月经周期。

在此基础上治疗，月经周期恢复，可结合现代医学，衷中参西，于月经周期的第2～5天检测性激素水平，以了解性激素是否恢复正常；同时通过B超了解卵泡和子宫内膜发育的情况，调理脏腑冲任气血，使得肾气旺盛，肾精充足，则天癸应时而至，冲任的气血充盛，卵泡发育成熟可排卵，并在氤氲之时指导受孕精卵结合则有子。

3. 用药特点

陈老治疗PCOS在补肾填精，壮阳活血的基础上，重用鹿角胶、龟甲胶、紫河车、炮穿山甲等厚味血肉有情之物[55]。此系列药物可温补肾阳，填精补髓，调理冲任气血，滋养胞宫，以达到调整机体阴阳气血平衡，使肾—天癸—冲任—子宫生殖轴功能正常运行，也就是下丘脑—垂体—卵巢轴功能恢复正常，从而抑制卵巢分泌睾酮，降低血睾酮浓度，使卵巢卵泡发育正常且能排出。

4. 典型病例

【病例1】不孕症，月经后期（肾虚血瘀证）

苏某，女，31岁，护士，于2013年4月8日初诊。

主诉：月经周期推后3年，婚后未避孕未孕3年。

病史：患者自诉3年来月经周期后延，时两月一潮，外院诊为PCOS，服用达因-35已经5个月；E_2偏低，服用补佳乐好转。造影：子宫未见异常，双输卵管通畅，有子宫肌瘤。月经现基本正常，LMP4/4，经量中等，色暗红，无痛经。性激素六项：T 1.17ng/ml

（0.11～0.57ng/ml），有甲亢病史，现在服用维持量。舌淡红，苔薄白，边有齿印，脉沉细。孕0产0。

西医诊断：①不孕症；②多囊卵巢综合征；③子宫肌瘤。

中医诊断：①不孕症；②月经后期。

辨证：肾虚血瘀证。

治法：补肾填精益髓。

方药：右归丸加减。

处方：当归10g，白芍10g，甘草10g，川芎10g，香附10g，鹿角胶10g，何首乌20g，山茱萸10g，黄芪10g，血竭5g，川楝子10g，巴戟天10g。12付，日一付，水煎服。

二诊（2013年4月19日）：C16。B超：Lf 16mm×14mm，Em 7.3mm。今无不适，脉细弱。考虑排卵期，在补肾填精的基础上温肾壮阳，处方：巴戟天10g，淫羊藿（仙灵脾）10g，鹿角胶10g（烊化），紫河车10g，当归10g，川芎10g，黄芪20g，川楝子10g，皂角刺10g。7付，日一付，水煎服。

三诊（2013年5月2日）：C29。有生育计划，上月观卵，卵泡不排黄素化。LMP：4/4。考虑经将行，予以经后第三天用药补肾填精，处方：何首乌20g，山茱萸10g，白芍20g，川芎10g，香附10g，甘草10g，白术10g，熟地黄20g，鹿角胶10g（烊化），紫河车10g，龟甲10g。12付，日一付，水煎服。

四诊（2013年5月17日）：C12。LMP：6/5。经色暗红，7天净，无痛经，周期32天。考虑排卵期将至，上月卵泡不破裂黄素化，在补肾填精助卵泡发育的基础上温肾壮阳，加用活血化瘀促卵泡破裂排卵。处方：鹿角胶10g（烊化），紫河车20g，当归10g，川芎10g，山茱萸10g，枸杞子10g，龟甲10g，川续断10g，杜仲10g，巴戟天10g，丹参20g。7付，日一付，水煎服。

五诊（2013年5月24日）：C19。LMP：6/5。B超：Em 8mm，Rf 1.6cm×1.0cm，子宫肌瘤。白带少，有体倦不适，脉细。处方：川芎10g，白芍10g，白术10g，茯苓10g，甘草10g，香附10g，巴戟天10g，鹿角胶10g（烊化），紫河车10g，丹参12g，龟甲10g。14付，日一付，水煎服。在此基础守方加减治疗6个月。

六诊（2013年12月9日）：停经79天。LMP：20/9。无腹痛，无阴道流血，大便烂，日行3次。尿HCG：（+）。血：HCG 81038.53IU/L，P 27.18ng/ml。B超：孕

囊5cm×5.3cm×1.8cm，有胎心。舌淡红，苔薄白，脉细滑。予以寿胎丸合香砂六君子汤加减以补肾健脾，益气安胎，处方：菟丝子10g，桑寄生10g，阿胶10g（烊化），川续断10g，白术10g，茯苓10g，生党参12g，甘草10g，砂仁5g（后下），木香5g（后下）。15付，日一付，水煎服。

按语：患者月经周期推后、未避孕未孕3年，属于中医的月经后期、不孕症。多囊卵巢综合征为卵巢呈多囊样改变，没有排卵，治疗的目的是恢复月经周期，促进其有成熟卵泡和排卵。根据患者的舌淡红、苔薄白，脉沉细考虑患者为脾肾两虚，说明肾气未盛，天癸不至，冲任失养，精血无从而生，血海难以充盈，导致不孕。肾阳虚气弱，不能生血行血，冲任亏虚，血海不能按时满盈，故使月经推后，量少色淡。该患者舌淡，苔白，脉沉细提示肾阳不足。故本病诊断为：不孕症，月经后期。辨证为肾虚血瘀证。治法：补肾填精益髓。予以右归丸加减。方中鹿角胶、山茱萸、紫河车、何首乌补肾助阳而益精气；巴戟天、淫羊藿（仙灵脾）温肾壮阳以促肾精助卵泡发育，当归、白芍养血调经；川芎、香附、川楝子疏肝理气调经；甘草调和诸药；针对患者子宫肌瘤瘀血阻滞胞宫，予以血竭活血止痛；黄芪益气健脾。并结合月经周期治疗，经后补肾养阴，排卵期卵泡不破裂黄素化综合征在补肾养阴填精的基础上加温肾壮阳活血之巴戟天、丹参、皂角刺等，补中有行，补而不滞，填精益髓，冲任得固。经治疗，奏补肾填精助孕之效，使精血充足，冲任得养，胎孕乃成。孕后补肾健脾益气安胎，故肾气盛，气血旺，则胎自安。

【病例2】不孕症、月经后期（肾阴虚）

邓某某，女，30岁，于2015年11月19日初诊。

主诉：未避孕未孕、月经周期推后1年余。

病史：患者自诉去年1月开始未避孕未孕，月经推后，周期40余天，曾在外院诊治提示高雄激素血症，于8月、9月服用达英-35，于9月24日停用达英-35后又开始出现月经周期推后，现夜寐欠佳，梦多，偶有腰酸。末次月经2015年11月11日，月经经量少，经色暗红，周期43天。舌红苔薄白，有裂痕，脉沉细。孕0产0。妇检：子宫附件未见异常。查性激素六项：FSH 6.94 mIU/ml，LH 7.12mIU/ml，PRL 40.98ng/ml，T 0.87ng/ml（0.11～0.57ng/ml），P 0.13ng/ml。

西医诊断：①不孕症；②高雄激素血症；③高泌乳素血症。

中医诊断：①不孕症；②月经后期。

辨证：肾阴虚型。

治法：补肾养血调经。

方药：大补阴丸加减。

处方：当归10g，白芍15g，黄柏10g，知母10g，龟甲10g，生地黄12g，山茱萸10g，淮山药15g，菟丝子10g，枸杞子10g，甘草6g，石斛10g，陈皮6g，茯苓15g。7付，日一付，水煎服。

二诊（2015年11月26日）：月经周期第15天，经治疗夜寐较前改善，现偶有咳嗽，咳少量黏痰、色白，舌红苔黄腻，脉沉细。考虑咳嗽为痰湿所致，在上方基础加化痰祛湿之二陈汤，处方：知母10g，黄柏10g，龟甲10g，生地黄15g，甘草6g，苍术10g，薏苡仁20g，菟丝子15g，枸杞子10g，当归10g，鹿角胶10g（烊化），陈皮6g，法半夏10g，茯苓15g，白芍15g。7付，日一付，水煎服。

三诊（2015年12月03日）：月经周期第23天，经治疗患者已经无咳嗽、咳痰，已能入睡，舌红苔裂，脉沉细。处方：知母10g，黄柏10g，龟甲10g，生地黄12g，熟地黄12g，太子参15g，麦冬10g，五味子5g，菟丝子15g，枸杞子10g，白术10g，覆盆子10g，甘草6g，淮山药15g，川续断10g。7付，日一付，水煎服。

四诊（2015年12月10日）：月经周期第29天，近2日左偏头痛，夜寐欠佳，喉间有痰，吐不出，舌暗红，苔裂，脉弦。考虑经将至，冲任气血充盛下聚胞宫，阴血相对偏虚，阴虚肝阳上亢，故予以大补阴丸合小柴胡汤、半夏厚朴汤加减以滋阴潜阳，理气化痰，处方：柴胡9g，黄芩10g，党参20g，法半夏10g，甘草6g，龟甲10g，黄柏10g，生地黄10g，益母草10g，牛膝10g，当归10g，白芍15g，陈皮6g，厚朴10g，茯苓10g。7付，日一付，水煎服。

五诊（2015年12月26日）：停经45天，经未行，周期43天，觉口干，咽痒，易怒，自觉夜间烘热，无盗汗，偶有耳鸣，有偏头痛，夜寐欠佳，梦多，入睡难，纳可，二便调。查尿HCG阴性。舌暗红，苔少，脉细滑。考虑患者脉象细滑可能有孕，予以养阴清热安胎之寿胎丸加减，处方：太子参15g，麦冬10g，女贞子12g，墨旱莲12g，黄芩10g，菟丝子10g，白芍20g，川续断10g，生地黄12g，桑寄生10g，甘草6g，淮山药15g。7付，日一付，水煎服。

六诊（2016年1月2日）：停经52天，经未行，自测尿HCG（+），现自觉乳房胀痛，腰酸，乏力，无腹痛，无阴道流血，舌红苔黄腻，脉细滑。予以查血HCG、P，治疗在上方的基础加石斛10g、杜仲10g、阿胶10g（烊化）。5付，日一付，水煎服。

七诊（2016年1月19日）：停经69天，无腹痛，无阴道流血，舌红苔少，脉细滑。B超提示宫内妊娠，见胎心。继续守上方治疗，7付，日1付，水煎服。

按语：患者以"未避孕未孕、月经推后1年余"就诊，属于不孕症、月经后期。因患者有月经推迟、量少、色暗、腰酸、梦多等表现，结合舌红苔薄白，有裂痕，脉沉细，考虑肾阴虚导致的月经推迟。肾虚精亏血少，冲任亏虚，血海不能如期满溢，致使月经后期，经量少；肾阴虚不能上荣脑髓以及外府则头晕耳鸣、腰膝酸软。阴虚内热，热扰心神故五心烦热，夜寐欠佳，多梦。舌红少苔，脉细均为肾阴虚之征。故本病为月经后期，证属肾阴虚型。治法补肾养阴调经，方选大补阴丸加减。方中龟甲滋阴潜阳，壮水制火，黄柏苦寒泻相火以坚阴；知母苦寒而润，上能清肺经，下能滋肾水，与黄柏相须为用，保存阴液。龟甲、山茱萸、生地黄、石斛补肾养阴，填精益髓；当归、白芍补养阴血；淮山药、茯苓、陈皮健脾理气，通过补益后天之本以资气血生化之源；菟丝子、枸杞子补益肝肾；甘草调和诸药。全方使得肾气盛、冲任阴血充盛，则虚火清，患者夜寐欠佳明显改善。二诊时因咳嗽、咳痰、色白，考虑为痰湿所致，在上方基础上加二陈汤燥湿化痰，理气和中，经治疗三诊时已无咳嗽咳痰，考虑经前期，在补肾养阴填精基础加温肾壮阳的覆盆子、川续断等。四诊经将至，冲任气血充盛下聚胞宫，阴血相对偏虚，阴虚肝阳上亢，出现偏头痛，故予以大补阴丸合小柴胡汤加减以补肾养阴，柔肝养血。五诊脉诊出现滑脉，考虑已经受孕，予以补肾益气养阴安胎之生脉散合寿胎丸加减。六诊已经确诊妊娠，在五诊基础方加强补肾养血安胎的石斛、杜仲、阿胶，经治疗患者B超检查已经见胎心。

【病例3】月经后期、不孕症（肾阴虚证）

韦某某，女，29岁，于2013年4月8日就诊。

主诉：月经后期3年，未避孕未孕2年。

病史：患者自述3年前开始出现月经后期（40～50天），末次月经于3月25日经行，6天干净，经量中，色红，有血块不多，经来腹痛不重，未避孕未孕2年，体瘦，腰酸，夜尿多，舌红，苔黄，脉沉细弱。B超：双卵巢多卵泡，未见优势卵泡。G0P0。

西医诊断：①不孕症；②多囊卵巢综合征。

中医诊断：①不孕症；②月经后期。

辨证：肾阴虚。

治法：补肾养阴调经。

方药：左归丸加减。

处方：当归10g，川芎10g，白芍20g，白术10g，茯苓10g，墨旱莲10g，女贞子10g，菟丝子20g，山茱萸10g，甘草10g，何首乌20g，鹿角胶10g（烊化）。14付，日一付，水煎服。

二诊（2013年4月26日）：月经周期第31天，经未行，偶有腰酸，夜尿1～2次，舌暗红，苔薄白，脉沉细。脉沉细考虑肾阳虚，治以补肾健脾温阳通经，处方：巴戟天10g，淫羊藿（仙灵脾）10g，仙茅10g，甘草10g，生党参12g，丹参12g，牡丹皮10g，白术10g，茯苓10g，鹿角胶10g（烊化），牛膝10g，益母草10g。7付，日一付，水煎服。

三诊（2013年5月10日）：月经周期第3天，于5月8日经行，经量中，现月经基本干净，周期40天，腰酸缓解，舌红苔薄白，脉沉细。血性激素6项基本正常。考虑经后期予以补肾养阴调经，处方：山茱萸

10g，何首乌20g，当归10g，白芍10g，生党参12g，甘草10g，川续断10g，香附10g，巴戟天10g，龟甲10g，鹿角胶10g（烊化），枸杞子10g。15付，日一付，水煎服。

四诊（2013年5月24日）：月经周期第18天。B超：Em 7mm，双卵巢囊性改变，未见卵泡。舌红苔薄白，脉细。考虑排卵后，予以补肾健脾温阳治疗。处方：当归10g，白芍20g，白术10g，茯苓10g，菟丝子20g，枸杞子10g，覆盆子10g，杜仲10g，桑寄生10g，鹿角胶10g（烊化）。15付，日一付，水煎服。

五诊（2013年6月7日）：月经周期第3天，于6月5日经行，周期30天，经量中，今未净，无不适，舌暗苔薄白，脉细弱。考虑经后期予以补肾养阴调经，处方：当归10g，白芍10g，山茱萸10g，何首乌20g，桑寄生10g，鹿角胶10g（烊化），白术10g，茯苓10g，甘草10g，紫河车10g。12付，日一付，水煎服。

六诊（2013年6月20日）：月经周期第15天。2天前B超：内膜厚4mm，卵巢两个卵泡7mm×6mm，舌暗苔薄白，脉细弱。考虑多囊卵巢综合征，现排卵期卵泡发育不良，予以补肾养阴壮阳之左归丸加减。处方：菟丝子20g，覆盆子10g，枸杞子10g，淫羊藿（仙灵脾）10g，仙茅10g，甘草10g，紫河车10g，龟甲10g，白芍20g，当归10g，牡丹皮10g，香附10g。15付，日一付，水煎服。

七诊（2013年7月21日）：月经周期第10天，于7月11日经行，周期36天，经量中，6天干净，无不适，舌暗红，苔薄白，脉细弱。经治疗患者月经周期基本恢复正常。B超监测：卵泡发育不良。经后期守6月7日方、排卵后守6月20日方出入治疗。

八诊（2013年11月20日）：停经74天，末次月经9月6日，周期55天，近2天觉下腹隐痛，腰酸，口干，有便意感，舌暗红，脉细滑。于12/11、16/11自测尿HCG：阳性。17/11外院血检测：HCG 866.0mIU/ml，P 27.29ng/ml。考虑肾阴虚血热所致胎动不安，予以补肾养阴清热安胎之寿胎丸合保阴煎加减，处方：菟丝子10g，川续断10g，桑寄生20g，阿胶10g（烊化），石斛10g，墨旱莲10g，白术10g，黄芩10g，甘草10g，白芍20g，麦冬10g。7付，日一付，水煎服。在此基础加减治疗2个月，于1月17日B超检查提示：宫内单活胎，相当于孕14周，孕期定期产检。

按语：患者月经周期推后3年、未避孕未孕2年，属于中医的月经后期、不孕症。多囊卵巢综合征为卵巢呈多囊样改变，没有排卵，治疗的目的是恢复月经周期，促进其有成熟卵泡和排卵。根据患者的舌红、苔薄白、脉沉细考虑患者为肾虚，肾气虚冲任虚衰不能摄精成孕，出现不孕；肾虚不能濡养其外府，故腰酸；舌红，苔薄白，脉沉细弱为肾虚之征象。治法予以补肾养阴调经，方选左归丸加减，方中鹿角胶、山茱萸、紫河车补肾助阳而益精气；巴戟天、淫羊藿（仙灵脾）温肾壮阳以促肾精助卵泡发育，当归、白芍养血调经；川芎、香附疏肝理气调经；并结合月经周期治疗，经后补肾养阴，排卵期卵泡发育不良在补肾养阴填精的基础上加温肾壮阳活血之巴戟天、淫羊藿（仙灵脾）、五子衍宗丸等，填精益髓，经治疗，共奏温肾助阳，填精助孕之效，使精血充足，冲任得养，胎孕乃成。孕后补肾健脾益气安胎，故肾气盛，气血旺，则胎自安。

五、高泌乳素血症不孕的诊治特色

高泌乳素血症（HPRL）是多种原因导致垂体泌乳素（PRL）分泌增多而产生的一种疾病，占女性不孕症的15.2%，可使卵巢功能紊乱，临床表现为溢乳、月经失调、闭经、不孕、头痛等。相当中医的乳泣、月经后期、闭经、不孕等范畴。

1. 肝气郁结，冲气上逆为病机的关键环节

陈老认为：乳房属胃，乳头属肝，经血与乳汁由脾胃所化生，气血调和，经络通畅，气血应期下注冲脉为月经，上为乳汁。《女科撮要》云："夫经水者，阴血也，属冲任二脉所主，上为乳汁，下为血水。"肝经绕阴器，抵少腹，夹胃贯隔布胸胁，经乳头上巅顶；冲为血海，冲脉起于会阴，夹脐上行，与胃经并行，而络乳头，故肝与冲脉相通于乳头。冲脉隶属阳明，附于肝，与肝脉交会于三阴交，可见肝与冲脉有密切的关系。气血的运行与肝脾肾三脏有着密切的关系。脾主运化，为气血生化之源；肝藏血，主疏泄；肾藏精，主封藏，为冲任之本；精血相生，乙癸同源，

肝肾相交，冲任应之。经乳的溢泻有赖于肝气条达、疏泄有度。

若情致不畅引起肝气郁结，肝失疏泄，气机不利，冲脉气逆，血随冲脉之气上至乳房而逆为乳汁自出。《胎产心法》中阐述为："若未产而乳汁自出者，谓之乳泣，生子多不育。"亦有因肝气不疏，横逆乘脾犯胃，脾胃虚弱，不能运化水湿而聚湿成痰，气血运行不畅则滞而成瘀，痰瘀互结阻滞冲任胞脉，则不能摄精成孕[56]；气机壅塞，胃气上逆而至乳泣者。《济阴纲目》曰："脾胃虚弱，气血乏源，中气不足固摄无权，加之气血久虚又致气血瘀滞，胞脉阻塞，冲任失和，阴血不循常道而上化乳汁自溢。"亦有先天肾水不足，水不涵木，肝木失养，肾虚肝旺，肾失封藏，肝失疏泄，冲气上逆，血随冲气上注乳房出现溢乳；肝肾阴虚，不能化生精血则冲不盛、任不通，诸经之血不能汇集冲任，则月经失调，甚则闭经。故本病与肝肾脾胃功能失调、冲任损伤密切相关，以肝气郁结，冲气上逆为病机的关键环节。由于肝气郁结，气血运行不畅，冲气上逆，不能下行形成月经，则会上贯乳房成为乳汁，产生溢乳；肝气郁结，气机不畅，血海

189

不能按时满溢，故经行后期；肝郁气滞，瘀血壅阻经脉，则出现经前小腹、乳房胀痛等[57]；舌淡红，苔薄白，脉弦均为肝气郁滞的表现。

2. 疏肝理气，平冲降逆为治疗大法

针对病机，治宜疏肝理气、平冲降逆，佐以补养肝肾、补益脾胃，旨在疏通乳络、通畅气血，恢复气机升降之序，可通散郁结。且治病当求本，肝肾为子母之脏，又乙癸同源、精血互生，治肝同时并以育阴养血，即所谓补肾疏肝。故妇女肝气条达、肾精充足、冲任通调，经血按时而下，阴阳和有子。

方选定经汤加减，药物组成柴胡、当归、白芍、山药、茯苓、菟丝子、熟地黄、法半夏、牛膝、麦芽、川楝子等。方中重用生麦芽，既健脾胃，亦能疏气，配白芍疏肝回乳，配柴胡疏肝解郁；柴胡具有疏肝理气之功，既是气分药，又能入血分而行血中之气，以其条达之性发郁遏之气，又可疏肝和脾解郁。当归、白芍养血柔肝调经；菟丝子、熟地黄补肾气、益精血、养冲任；山药、茯苓健脾和中而利肾水；法半夏平冲降逆，和胃化痰；牛膝强肝肾，引药下行归于胞宫；

川楝子疏肝理气清肝热。全方疏肝肾之郁气，补肝肾之精血，健脾胃之气血，肝气舒，脾气健而肾精旺，气血调和，冲任得养，血海蓄意正常，则经水自能定期而潮，则可摄精成孕。

3. 调理气血，顺应阴阳

肝藏血，主疏泄，喜条达而恶抑郁，体阴而用阳，有易郁、易热、易虚、易亢的特点。若肝阴不足，可加生地黄、女贞子、枸杞子、山茱萸、沙参、制何首乌等柔肝养肝。若肝郁化火，证见口苦心烦、胸胁胀满、舌暗红、苔薄黄、脉弦而数者，可加钩藤、川楝子、栀子以清泻肝火；若肝阴不足，肝阳上亢者，见头晕目眩、头痛，加滋阴潜阳之菊花、石决明、钩藤、天麻、川芎、夏枯草等。若痰湿，见带下量多，色白质黏稠，则用苍术导痰丸加减。若气滞血瘀引起月经后期，经行乳胀，痛经，加三棱、莪术、川芎、丹参、鸡血藤等养血活血。若阴虚内热，则出现潮热盗汗、烦躁失眠、五心烦热、舌红少苔、脉细数等，加知母、黄柏、龟甲、女贞子、墨旱莲等治以滋肾养阴。若肾阳不足，见月经后期或闭经、经色淡黯、头晕耳鸣、腰酸膝软、面部黯斑、舌质淡黯、苔白、脉弦等黄体功能不全、排卵功能障碍者，加巴戟天、覆盆子、补骨脂等温肾壮阳。若溢乳者，加收涩之芡实、五味子、金樱子、山楂、麦芽、谷芽等；若有垂体微腺瘤，加软坚散结的夏枯草、芥子、海藻等。

此外，陈老在临床还根据胞宫的藏泄规律与肾的阴阳消长协调转化规律，结合月经周期的卵泡期、排卵期、黄体期、月经期的不同阶段依时用药，经前益肾壮阳，经期通调气血，经后滋肾养阴，以助精成孕[56]。

4. 典型病例

【病例1】不孕症、月经后期（肝郁肾虚型）

黄某，女，34岁，于2015年10月9日初诊。

主诉：月经后期2年，未避孕未孕2年余，停经4月余经未行。

病史：患者自诉于2013年8月取环后未避孕至今未孕，近2年来月经周期推后，周期40～60天。末次月经日期：2015年5月25日，经行3天，每次需服黄体酮经行，经量少，经色黯，痛经。现已经停经4月余，乳房胀痛10余天，小腹胀2天，难入睡，多梦，口干，纳可，二便调。G6P1，顺产1胎。舌淡苔白，脉细沉。查性激素：血FSH 5.17mIU/ml，LH 5.77mIU/ml，E_2 31.58pg/ml，P 50.46ng/ml，PRL 45.32ng/ml（5.18 ~ 26.53ng/ml），T 0.54ng/ml（0.11 ~ 0.57ng/ml）。B超：Em 10mm，无优势卵泡。

西医诊断：①高泌乳素血症；②不孕症。

中医诊断：①月经后期；②不孕症。

辨证：肝郁肾虚证。

治法：补养肝肾，养血调经。

方药：定经汤加减。

处方：柴胡10g，白芍10g，白术10g，川楝子10g，当归10g，益母草10g，川芎10g，延胡索（元胡）10g，麦芽10g，何首乌20g，牛膝10g。7付，日一付，水煎服。

二诊（2015年10月29日）：于10月10日经行，经量多，有血块，痛经，周期4月余，现月经第19天。现口干，纳少，便溏，小便正常。10月12日查性激素六项：FSH 4.34mIU/ml，LH 1.26mIU/ml，PRL 33.78ng/ml（正常5.18 ~ 26.53ng/ml），E_2 52pg/ml，T 0.43（0.11 ~

0.57）ng/ml。处方：当归10g，白芍10g，白术10g，香附10g，牡丹皮10g，菟丝子10g，麦芽10g，谷芽10g，川楝子10g，延胡索（元胡）10g，甘草10 g，山茱萸10g。15付，日一付，水煎服。

三诊（2015年11月23日）：现停经第43天。末次月经日期：10月10日。现乳房胀痛，少腹两侧隐痛，入睡汗多，口干，大便2～3天一次。查尿HCG（+）。11月20日血HCG：227.14IU/L，考虑胎动不安，予以补肾益气安胎。处方：白术10g，太子参10g，麦冬10g，甘草10g，桑寄生10g，川续断10g，杜仲10g，菟丝子10g，阿胶10g（烊化）。14付，日一付，水煎服。

四诊（2015年12月9日）：停经2个月，现觉恶心呕吐，胃脘胀闷，呕吐胃内容物，食入即吐，无腹痛及阴道流血。B超：宫内早孕，见胎心，左卵巢黄体。舌暗红，苔少。查血：HCG 9100.2IU/L，P 88ng/ml。处方：太子参10g，麦冬10g，五味子5g，桑寄生10g，川续断10g，石斛10g，墨旱莲10g，女贞子10g，黄芩10g，淮山药10g，白术10g，茯苓10g，甘草10g，白芍10g。7付，日一付，水煎服。

按语：该患者月经后期、未避孕未孕2年余，属于中医学"月经后期，不孕症"的范畴。乳房为肝经所过，冲任之气血下走血海则化生经血，上走冲脉则化生乳汁，薛立斋曰："血者，水谷之精气也，和调于五脏，洒陈于六腑，妇人则上为乳汁，下为月水"。故该患者经前乳房胀痛，为肝气郁结；冲任血海气血运行不畅，阴血随冲气上逆致高泌乳素血症；肾虚精血亏少，冲任不足，血海不能按时满溢，故经行错后，量少；肾阴虚，肾水不能上济于心，心肾不交，故心烦失眠多梦，口干；肾虚肝郁，冲任不能相资，不能摄精成孕，故不孕；痛经为肝气郁滞，气机不畅，不通则痛的表现。故本病病机为肾虚肝郁。以补肾疏肝调经为治则，方选定经汤加减。方中当归、白芍养血柔肝调经；菟丝子、山茱萸补肾气，益精血，养冲任；川楝子、延胡索、香附、牡丹皮疏肝解郁；白术健脾和中利肾水；麦芽、谷芽消食导滞，疏肝和胃；甘草调和诸药，全方疏肝肾之郁气，补肝肾之精血，肝气舒

195

则肾精旺，气血调和，冲任相资，血海蓄溢正常，则经水自能定期而潮。经此治疗，肝肾气血调和，冲任气血通畅，故经调成孕。

【病例2】月经过少、不孕症（肾虚肝郁型）

陈某，女，29岁。2014年9月24日初诊。

主诉：月经量少、未避孕未孕1年余。

病史：既往月经规则，周期28～30天，经期5～6天，量可，有少许血块，无痛经，近一年来月经量减少，减少为之前的1/3，末次月经9月19日。7月18日查血PRL：1481mIU/ml。

西医诊断：①不孕症；②高泌乳素血症。

中医诊断：①月经过少；②不孕症。

辨证：肾虚肝郁。

治法：补肾疏肝解郁。

方药：定经汤加减。

处方：柴胡10g，白芍10g，甘草10g，白术10g，茯苓10g，川楝子10g，川续断10g，牛膝10g，党参

10g，谷芽10g，麦冬10g。15付，日一付，水煎服。

二诊（2014年10月22日）：月经周期第5天，于10月18日经行，阴道仍有点滴流血，量少。于10月19日查PRL：786.10mIU/ml。于7月20日B超：右卵巢内低回声5.1cm×4.0cm，考虑为巧囊；宫内稍低回声0.6cm×0.5cm，考虑子宫小肌瘤。经后期，予以补肾疏肝，处方：菟丝子10g，枸杞子10g，山茱萸10g，谷芽10g，柴胡10g，覆盆子10g，牛膝10g，甘草10g，川续断10g，川楝子10g。15付，日一付，水煎服。

三诊（2014年11月5日）：月经周期第18天。末次月经10月18日。上月卵泡不破，本月卵泡已排。处方：菟丝子10g，枸杞子10g，山茱萸10g，谷芽10g，柴胡10g，白芍10g，覆盆子10g，杜仲10g，川续断10g，牛膝10g，当归10g，陈皮5g。共15付，日一付，水煎服。

四诊（2014年12月1日）：停经44天，末次月经10月18日。于11月26日B超提示：宫内早孕，见卵黄囊，未见胚芽及心管搏动。妊娠囊周液性暗区（出血？）。右侧附件区囊性占位，大小4.5cm×3.3cm×3.1cm，考虑巧囊。左侧附件区囊性占位。11月26日血：HCG 6038mIU/ml，P 49.94ng/ml。11月29日血：HCG 8714mIU/ml，P 107.60ng/ml。用寿胎丸加味补肾安胎。处方：菟丝子10g，川续断10g，桑寄生10g，当归10g，茯苓10g，阿胶10g（烊化），桑叶10g，仙鹤草10g，太子参10g，墨旱莲10g。共7付，日一付，水煎服。

按语：患者因泌乳素增高引起不孕，故本病诊断为：①不孕症；②高泌乳素血症。辨证为肾虚肝郁型。该病多为肝气郁结，久病伤及肾气，导致肾虚肝郁，肝郁气滞，气血运行不畅，不能摄精成孕，故不孕。治法：补肾疏肝解郁。方选定经汤加减，方中山茱萸、菟丝子、枸杞子填补肾精，覆盆子、川续断、牛膝补肝肾，当归、白芍养血柔肝；柴胡功善疏肝解郁，川楝子疏肝行气，陈皮理气行滞，白芍、甘草养血柔肝。全方共奏滋肾养血，养肝开郁之功效，肾精足，肝血足，气血调畅故有子。

六、黄体功能不全不孕症的诊治特色

黄体功能不全（LPD）是指排卵后黄体发育异常和功能不良，合成和分泌孕酮不足，引起子宫内膜发育不良，不利于受精卵着床，造成不孕或早期流产[57,58]，属中医学"不孕""胎漏""月经失调"等范畴。不孕妇女中诊断为黄体功能不全者占3.5% ～ 10%[59]。黄体分泌孕激素不足导致已成共识，临床检测中常表现为血清水平下降、黄体期缩短、子宫内膜分泌不良等。

1. 肾阳亏虚是主要病机

现代医学认为黄体为卵泡排卵后的延续，卵巢分泌大量的孕激素，子宫内膜呈分泌期改变而继续增厚，基础体温上升呈高温相，使得胞宫得以温养，有利于受精卵着床。正常的黄体功能首先取决于正常的卵泡发育，任何干扰卵泡发育的因素都会影响黄体功能而导致黄体功能不全。LPD临床表现主要为月经周期缩短、月经频发、不孕或流产。基础体温上升和下降缓慢，或上升幅度小，或高温相维持时间短。

陈老认为肾藏精，主生殖，寓元阴元阳，月经周期中阴阳消长转化及其排出的精卵及癸水，均本于肾。月经周期的行经期、卵泡期、排卵期、黄体期循环是肾的阴阳消长的循环，卵泡期（经后期）阴长阳消，是肾阴、天癸、阴精、血气渐复成重阴状态，即卵泡发育渐渐趋于成熟；排卵期（经间期）重阴必阳，阴盛阳动之际，阴阳转化开始，排出卵子；黄体期（经前期）阳长阴消，阴盛阳生渐至重阳，阴阳俱盛，以备种子育胎；行经期重阳必阴，子宫泻而不藏，排出经血，标志着本次月经的结束，又形成新的周期，如此循环往复，如环无端。因此，根据月经周期中肾的阴阳消长转化规律，黄体期是阴充阳长，肾阳渐旺，胞宫温暖待孕阶段，若肾阳不足，阴转阳迟缓致黄体功能不全，基础体温呈现升而不稳，为时短暂，胞宫不暖，难以受孕，其病机为肾阳虚。由于肾阳亏虚，命门火衰，阳虚气弱，则生化失期，不能触发氤氲乐育之气，以致不能摄精成孕。

2. 治宜温肾壮阳

陈老在治疗时考虑黄体形成期以阳为主的特点，治以温肾壮阳为法，以促进黄体功能健全。临床症见：

婚久不孕，月经先期或经期延长，经量或多或少，色黯；头晕耳鸣，腰酸膝软，精神疲倦，小便清长；舌淡、苔薄，脉沉细，两尺尤甚。陈师喜用右归丸加减以温补肾阳。方中熟地黄、山茱萸、枸杞子、山药滋阴益肾，阴中求阳；菟丝子、杜仲补肝肾之阴，强腰膝；当归养血和血，与补肾之品相配，补养精血；附子、肉桂、鹿角胶温阳化气、直补肾阳。诸药合用，温肾助养暖宫，填精助孕之效。

3. 顺应阴阳，补肾调周

LPD虽为黄体期由阴转阳的过程出现障碍，但与卵泡期肾阴精亏虚，阳气化生不足密切相关，故应从顺应月经周期的阴阳变化予以补肾调周治疗。行经期治疗应理气活血调经，使经血排之顺畅，予以当归芍药散以养血活血；经后期阳生阴长，补阴助阳，在滋阴养血的基础上，加少量助阳药以助卵泡的生长，只有卵泡充分发育成熟，排卵后才能有健全的黄体，方选左归丸加减；经间期，阴阳转换，阴盛转阳，滋阴温阳活血以促进排卵，予以促排卵汤（当归、赤芍、熟地黄、山茱萸、山药、菟丝子、枸杞子、鹿角胶、丹参、皂角刺、巴戟天、香附）；经前期阳长阴消，高温期至少要维持12天，才易使孕卵着床受孕，应健脾温肾以扶助阳长，方选右归丸加减。

4. 用药特点

临床运用要注意以下三点。一是补阳不忘阴，根据阴阳相生相用的原则，《景岳全书》所论："善补阳者，必于阴中求阳，则阳得阴助而生化无穷；善补阴者，必于阳中求阴，则阴得阳升而泉源不竭"，即是在滋肾养阴的基础上温肾助阳，滋肾养阴可酌情选加紫河车、阿胶、鹿角胶、龟甲等血肉有情之品养之，共奏填精益髓之功。二是注意温阳药性味辛热者不可过用，因"妇人之生，有余于气，不足于血"，恐有燥烈伤阴之虑，因此常用巴戟天、淫羊藿（仙灵脾）、仙茅、肉苁蓉等代替附子、肉桂。三是阳虚阴寒内生，易凝滞冲任气血，故温肾常与活血药，如川芎、当归、丹参同用；如脾阳不足，脾肾阳虚，则需健脾温阳同治，酌加党参、白术、茯苓、甘草等健脾益气，能培补后天脾胃以生血，使精血充足，冲任得养，胎孕可成。

陈老在临床上还结合基础体温曲线的变化指导临

床用药。经多年临床实践积累观察发现，排卵后基础体温迅速上升表明肝的疏泄功能正常，排卵顺畅。若排卵后BBT上升或下降缓慢，表明肝的疏泄功能不足，如是BBT上升缓慢则多伴有泌乳素（PRL）升高引起的排卵障碍，则重用麦芽、白芍、香附、甘草舒肝解郁利于排卵；如是BBT高温相下降缓慢，是肝经郁火的表现，应酌情加用丹栀逍遥丸清肝泻火。BBT高温相曲线代表脾肾功能，若BBT高低温差小，高温期时间短为脾肾阳虚，高温曲线不稳定，在高温曲线中间降下来是脾虚，应加益气健脾之举元煎等。

5. 典型病例

张某，女，37岁。于2015年3月10日诊。

主诉：不避孕未受孕1年。

病史：患者自述于2014年3月因胚胎停育行清宫术，术后未避孕未孕1年。平素月经周期提前4～5天，月经量偏少，色暗黑，有血块，无痛经，末次月经2015年3月4日，经行5天，周期25天，现月经第七天。平素畏寒肢冷，腰酸，大便溏烂，夜尿每晚2～3次，白带少，面色㿠白，舌质淡红，苔薄白边有齿印，脉细弱。孕1产0。妇科检查无明显异常。基础体温高温期上升幅度0.3,持续时间10天。2014年7月性激素六项（月经第3天）：FSH 7.2IU/L,LH 1.77IU/L,P 0.15μg/L,余正常。月经第22天：LH 5.3IU/L,P 18.2μg/L。提示：黄体生成素和孕激素偏低。输卵管通液检查正常。

西医诊断：不孕症（黄体功能不全）。

中医诊断：不孕症。

辨证：肾阳虚。

治法：补肾壮阳,调经助孕。

方药：右归丸加减。

处方：山茱萸10g,熟何首乌20g,菟丝子15g,枸杞子15g,当归10g,白芍20g,紫河车10g,鹿角胶10g（烊化）,淮山药15g,甘草6g,茯苓15g,党参20g。7付,日一付,水煎服。

考虑现为经后期,血海空虚,在补养肾阴的基础上温肾壮阳,健脾益气养血,予以右归丸合四君子汤加减以促卵泡发育。

二诊（2015年3月14日）月经期第11天。经治疗患者畏寒肢冷、腰酸缓解,已经无夜尿,大便正常。B超：Em 6mm,Rf 16mm×13mm,Lf 16mm×12mm,

余无特殊不适。舌淡边有齿印，苔薄白，脉细弦。考虑排卵期，阴阳转化，予以补肾壮阳促卵泡发育成熟以及排卵，方选右归丸合四君子汤加减，处方：党参20g，白术10g，黄芪20g，巴戟天10g，鹿角胶10g（烊化），菟丝子15g，茯苓20g，枸杞子10g，覆盆子10g，紫河车10g，甘草6g，川续断15g，当归10g，熟地黄20g，山茱萸10g。3付，日一付，水煎服。

三诊（2015年3月17日）：月经期第14天。B超（C_{13}）：Em 6mm，右最大卵泡24mm×16mm已破。现大便秘结，舌淡胖苔薄白，脉沉。考虑黄体期，予以补肾温阳以助黄体健运，予以右归丸加减，处方：巴戟天10g，淫羊藿（仙灵脾）10g，山茱萸10g，熟地黄12g，淮山药15g，白芍15g，紫河车10g，麦冬10g，菟丝子15g，枸杞子10g，鹿角胶10g（烊化），党参20g，当归10g，甘草6g。14付，日一付，水煎服。

在此基础上治疗六个月，患者月经周期恢复至27天，基础体温高温相持续13天，复查性激素促黄体生成素、孕酮已经正常，指导受孕，于2015年12月16日复诊，患者末次月经日期11月25日，现停经31天，经未行。自觉头痛、口干、无头晕等不适症状。舌淡红，苔薄白，脉细滑。查尿HCG：阳性。考虑患者有胚胎停育史，而且黄体功能不全，根据中医治未病原则，未病先防，予以补肾健脾、益气安胎之四君子汤合寿胎丸加减治疗。处方：党参15g，白术10g，茯苓15g，陈皮6g，北黄芪20g，菟丝子15g，枸杞子10g，川续断15g，桑寄生15g，阿胶10g（烊化），甘草6g，麦冬10g，覆盆子10g，白芍20g。30付，日一付，水煎服。于2016年1月14日复诊，停经50天，无腹痛、无阴道流血等不适症状。舌暗红，苔薄白，脉细滑。血HCG 107890.39mIU/ml，P 39.27ng/ml。B超提示：宫内早孕（7W$^+$），见胎心、胎芽。在此基础上守方加减至孕3个月，嘱患者立产卡定期产检。

按语：该患者未避孕未孕1年，经量偏少，属于中医学的"不孕症"范畴。患者舌淡，边有齿印，脉沉细考虑为脾肾阳虚所致。先天肾气不足，肾虚精血亏少，脾虚不能运化水谷精微气血化生匮乏，冲任亏虚，故月经量少；肾虚，冲任虚衰，不能摄精成孕，故不孕；肾精不足，不能濡养外府，故腰酸；肾阳亏虚，封藏失职，脾不统血，则冲任不固，故月经先期。故诊断不孕症，辨证脾肾阳虚，治法补肾健脾，养血调经，方选右归丸加减。方中山茱萸、熟何首乌、淮山药补肾养血填精，菟丝子、枸杞子补肾填精，鹿角胶、紫河车补益肾的阴阳，当归、白芍补血柔肝养阴，党参健脾益气，合淮山药以补脾益气助脾胃运化，以资后天气血生化之源；茯苓渗湿健脾，甘草调和诸药。全方补养肝脾肾精血，冲任气血充盛，故月经周期正常。在此基础上结合月经周期治疗，经后补肾养阴，排卵期补肾助阳，补中有行，补而不滞，填精益髓，经前期温肾壮阳，冲任得固，故经治疗后，患者受精成孕。孕后补肾益气安胎，故肾气盛，气血旺，则胎自安。

七、输卵管阻塞性不孕症诊治特色

输卵管阻塞性不孕即各种原因引起的输卵管阻塞，从而影响精子与卵细胞结合或者受精卵运送至宫腔而导致育龄期女性不能受孕，最常见的为输卵管炎症。输卵管因素占女性不孕因素的20%～40%。陈慧侬教授[60]在长期的临证中，对本病的证治有其独特的见解和用药特色，临床疗效确切。兹总结如下。

1. 理论渊源

输卵管阻塞性不孕在古籍中无明确论述，根据其临床表现及体征散见于"带下""月经不调""痛经""不孕""癥瘕"等论述中。朱丹溪《格致余论》曰："阴阳交媾，胎孕乃凝，所藏之处，名曰子宫，一系在下，上有两歧，一达于左，一达于右"，这里的"两歧"相当于西医的输卵管，可认为是对输卵管最早的描述。《诸病源候论》曰："月水未绝，以合阴阳，精气入内，令月水不节，内生积聚，令绝子"，与现代医学经期不洁性生活致盆腔感染、炎性包块形成、输卵管阻塞致不孕相似。《针灸甲乙经》云："女子绝子，蚵血在内不下。"提出瘀血致女子不孕。瘀血内停冲任，胞脉胞络阻滞，两精不能相合故而不孕。子宫内膜异位症、盆腔手术后引起气血损伤产生瘀血，腹膜粘连使输卵管伞端粘连，亦可造成输卵管阻塞性不孕。

2. 胞脉瘀阻为关键病机

输卵管阻塞性不孕主要的病机是瘀阻胞脉冲任。输卵管为肝经之所过,《灵枢·经脉》"肝足厥阴之脉,起于大趾丛毛之际……循股阴,入毛中,过阴器,抵小腹,挟胃,属肝……"说明输卵管位于肝经所过之处,陈老认为输卵管阻塞性不孕的病位在肝经。形成输卵管阻塞的主要原因是气滞、湿热、寒凝、肾虚瘀血阻滞,胞脉闭阻不通。多是由于素性忧郁,或情志不畅,肝气郁结,则气机不畅,气滞血瘀,瘀阻胞脉;或经期产后余血未净,胞脉空虚,摄生不慎,或房事不节,湿热或寒湿之邪乘虚内侵,外邪与瘀血相互搏结,闭阻胞脉;或病久耗伤正气,久病穷及肾,肾气亏虚,冲任气血不畅,瘀阻胞脉,冲任不能相资,不能授精成孕。

3. 治疗经验特色

(1)以通为用 陈老认为输卵管阻塞性不孕治以"通"为大法,即以行气活血通络为大法故疏肝理气,活血化瘀的治则贯穿整个治疗过程,用药以入肝经为主,尤其重视气血的关系,《济阴纲目·求子门》:"女性多气多郁，气多则为火，郁多则为血滞，故经脉不行，诸病交作，生育之道遂阻矣。"故治疗中应以气血并重，气血同调，并加入善于走行的虫类药物以达活血通络之效，使得冲任胞脉气血通畅，摄精成孕。陈老经过多年的实践，创立了针对输卵管阻塞性不孕的疏管汤。药用：炮穿山甲10g，王不留行10g，路路通10g，皂角刺10g，地龙10g，川楝子10g。

穿山甲（山甲珠）：该药为名贵药材，始载于《名医别录》，性微寒，味咸，归肝、胃经；善于走窜，性专行散，具破血逐瘀之效，能通经络而达病所。《医学衷中参西录》曰"穿山甲，气腥而窜，其走窜之性，无微不至，故能宣通脏腑，贯彻经络，透达关窍，凡血凝、血聚为病，皆能开之。"《本草从新》："善窜，专能行散，通经络，达病所。"其活血通络之力强。

王不留行：为石竹科植物麦蓝菜的干燥成熟种子；性平，味苦；归肝、胃经。具有活血通经，下乳消肿，利尿通淋的功效。用于经闭，痛经，乳汁不下，乳痈肿痛，淋证涩痛。《药性论》："能治风毒，通血脉。"《本草纲目》："王不留行能走血分，乃阳明冲任之药。"

《本草备要》"通，行血。甘苦而平。其性行而不住，能走血分，通血脉，乃阳明、冲、任之药（阳明多气多血）。除风去痹，止血定痛"。

路路通：该药首见于《本草纲目拾遗》，为金缕梅科植物枫香树的干燥成熟果序。性平、味苦，归肝、胃、膀胱经。可祛风湿，通经络，利水，走诸窍，善入血脉，行而不住，走而不守，引药直达病所。《本草纲目拾遗》："枫果去外刺，皮肉圆如蜂窠，即路路通。其性大能通行十二经穴……以其能搜逐伏水也。"《中药志》："通经利水，除湿热痹痛。"

皂角刺：该药首见于《本草衍义补遗》，为豆科植物皂荚的干燥棘刺。味辛，性温；归肝、胃经；有消肿托毒，排脓，杀虫之功。用于治疗痈疽肿毒、瘰疬、疮疹顽癣、产后缺乳、胎衣不下。《药性论》："主破坚症，腹中痛"。《本草蒙筌》："皂角刺乃载外科圣药，治溃疡直达溃处成功。"《药鉴》："能通气导痰"。《景岳全书》："破坚癥，消肿毒"。《本草分经》："皂角，辛、咸，温。入肺、肝、大肠。性极尖利，通窍搜风，泄热涌痰，除湿去垢，破坚宣滞，散肿消毒。"

地龙：该药始见于《图经本草》，为环节动物门钜蚓科动物参环毛蚓、通俗环毛蚓、威廉环毛蚓或栉盲毛蚓的干燥体。味咸，性寒；归肝、脾、膀胱经。具有清热定惊，通络，平喘，利尿的功效。用于高热神昏，惊痫抽搐，关节痹痛，肢体麻木，半身不遂，肺热喘咳，尿少水肿，高血压。

川楝子：为楝科植物川楝的干燥成熟果实。性寒，味苦；归肝、小肠、膀胱经。具有疏肝泄热，行气止痛，杀虫的功效。可用于治疗胸胁、脘腹胀痛，疝气疼痛，虫积腹痛。

方中炮穿山甲善于走窜，性专行散，既可活血化瘀，又能消癥通经；王不留行、路路通、地龙善走血分，入血脉，活血通经；皂角刺通窍搜风，破坚宣滞；合川楝子疏肝行气。炮穿山甲、地龙为血肉有情之品搜剔脉络，破血祛瘀，促进输卵管病灶周围组织的血液循环，以利病灶吸收消散。以上诸药共用，共奏活血祛瘀、行气通络之效。

（2）分型论治　临床根据患者气血阴阳偏盛偏衰所表现的症状不同进行辨证施治，分清疾病的气血、寒热、虚实而灵活加减。在"疏管汤"的基础上施以疏肝理气、温经散寒、补肾益气、清热利湿等法。

一是疏肝理气。多见患者婚久不孕，性情抑郁，经前乳房胀痛，经行不畅，色黯有块，块下痛减。舌黯有瘀斑，脉弦或弦涩。治疗在"疏管汤"基础合逍遥散加减，以柴胡、枳壳、白芍、香附等疏肝理气，瘀去肝舒则冲任气血通畅。

二是温经散寒。多见婚久不孕，月经后期，经行量少、色黯或夹有血块，经行下腹冷痛，得温痛减，形寒肢冷，大便溏烂，苔薄白，舌淡黯，边尖有瘀点，脉沉弦或紧弦。治疗在"疏管汤"基础合"桂枝茯苓丸"加减以温经散寒，活血化瘀，消癥散结。可酌情加小茴香、肉桂、艾叶等以温阳散寒；如腰酸膝软、小便清长者，加淫羊藿（仙灵脾）、仙茅以温补肾阳。

三是清热利湿。证见多年不孕，平素下腹时痛，痛连腰骶，带下量多色黄，神疲乏力，胸闷烦躁，口苦咽干，纳呆腹胀，小便短赤；舌质红，苔黄腻，脉细弦或滑数。治疗以"疏管汤"为基础合"三妙散"加减以清热利湿，活血化瘀通络。酌佐以两面针、白花蛇舌草、忍冬藤等清热解毒，加牡丹皮、延胡索、香附疏肝理气止痛。

四是补肾益气。多见日久不孕，经期或经后小腹坠胀隐痛，痛引腰骶，经行加重，经量多有血块，带下量多，神疲乏力，食少纳呆；头晕目眩，舌黯滞有瘀点，苔薄白，脉沉细而涩。治疗在"疏管汤"基础上合"宽带汤"加减，加黄芪、人参、白术健脾益气，续断、菟丝子、巴戟天、补骨脂、杜仲温肾助阳；当归、白芍、熟地黄补血滋阴，益精填髓。

（3）周期治疗　陈老用药时还结合月经周期灵活进行加减，在月经期合桃红四物汤活血理气通经，复原胞宫；经后期加用四物汤或左归饮等补肾填精养血以调理气血；黄体期加补肾壮阳的药物使血得温则行；经前期酌加疏肝养血活血之香附、丹参、鸡血藤以促气行则血行。

（4）内外结合　陈老在口服中药的基础上，辅助以中药保留灌肠，内外协同，以促进输卵管炎症的吸收，疏通输卵管。药物选用通络灌肠方，基本组成为：十大功劳20g，黄柏20g，川楝子10g，路路通12g，皂角刺20g，两面针20g，地龙10g。于月经干净后3天开始治疗，连续用药12天为一个疗程，连用3个周期。中药保留灌肠为中医妇科特色外治疗法，方法简便，由于子宫输卵管与直肠相邻，药物通过直肠黏膜吸收，可直达病所，药效发挥快速，有利于炎症的消退，松解慢性粘连，改善子宫及输卵管病变，促进局部组织血液循环，对子宫内膜异位症、盆腔炎、盆腔粘连及输卵管积液等引起的输卵管不孕均有很好的治疗作用。

4. 典型病例

【病例1】输卵管姐塞性不孕（血瘀证）

梁某，女，28岁，于2012年1月18日初诊。

主诉： 未避孕不孕3年。

病史： 患者自述于2009年开始不避孕未孕，月经基本正常，周期30天，经期5～7天，经量偏少，经行腹痛，以第1、2天重甚。于去年2月行子宫输卵管造影术：双侧输卵管通而不畅，双侧积液。B超提示多卵泡卵巢，无优势卵泡。妇检：外阴发育正常，阴道畅，宫颈光滑，子宫常大，活动欠佳，双附件增粗。舌淡红，苔薄白，脉弦。孕0产0。

西医诊断： 不孕症。

中医诊断： 不孕症。

辨证：血瘀证。

治法：补肾养血，化瘀通络。

方药：桂枝茯苓丸合疏管汤加减。

处方：炮穿山甲10g，桂枝3g，地龙10g，王不留行10g，皂角刺10g，甘草10g，赤芍10g，川续断10g，当归10g，茯苓10g，菟丝子10g。共15付，日一付，水煎服。

二诊（2013年2月5日）：停经39天，末次月经2012年12月28日。前天自测尿HCG弱阳性，无特殊不适，无下腹疼痛，无阴道流血。予以养血安胎治疗，于2013年10月顺产1孩。

按：输卵管具有运送精子、摄取卵子及把受精卵运送到子宫腔的重要作用，输卵管不通或功能障碍成为女性不孕症的主要原因。造成输卵管不通或功能障碍的原因是急、慢性输卵管炎症。该患者未避孕未孕3年，因双侧输卵管堵塞积水引起不孕，输卵管堵塞积水相当于中医的癥瘕，为"瘀血阻滞"胞宫胞络，精卵不能结合而导致不孕症。而且

B超提示多卵泡卵巢考虑肾虚所致。瘀血阻滞，表现为舌暗。故本病诊断为不孕症，辨证为血瘀证。治法：补肾养血，化瘀通络。方选桂枝茯苓丸合疏管汤加减。方中君药桂枝温通经脉而行瘀滞，臣以王不留行、地龙、炮穿山甲化瘀通络；茯苓消痰利水，渗湿健脾；川续断、菟丝子补肝肾；佐以当归、赤芍和血养血，与诸祛瘀药合用，有养血活血之功；甘草调和诸药。全方共奏补肾养血，化瘀消癥之功效，肾气盛，瘀血祛，新血生，气血运行通畅，故有子。

本病案应用桂枝茯苓丸、疏管汤治疗不孕症，体现了陈师"不孕病因非独肾虚，血瘀可致不孕"的学术观点。

【病例2】输卵管堵塞性不孕（肝郁血瘀证）

梁某某，女，29岁，于2013年6月22日初诊。

主诉：未避孕未孕1年。

病史：患者2011年腹腔镜下行左侧输卵管妊娠物

挤出术＋输卵管系膜囊肿剔除术，术后未避孕未孕1年，时觉少腹隐痛，经前乳房胀痛，纳可，夜寐尚可，二便调。舌淡苔薄白，脉弦。

经孕产史：月经规则，周期28～30天，经期3～5天，末次月经6月10日。孕1产0，2011年腹腔镜下行左侧输卵管妊娠物挤出术＋输卵管系膜囊肿剔除术。

输卵管造影示：双侧输卵管阻塞。

中医诊断：不孕症。

西医诊断：不孕症。

辨证：肝郁血瘀证。

治法：疏肝解郁，活血祛瘀。

方药：疏管汤加减。

处方：炮穿山甲10g，王不留行10g，水蛭5g，川楝子10g，延胡索（玄胡）10g，两面针10g，川续断10g，柴胡10g，皂角刺10g，麦冬10g。14付，日一付，水煎服。

二诊（2013年7月17日）：患者自述服药后下腹痛减轻，月经周期第4天，末次月经7月14日，量少，经已净，痛经不重，舌红苔少，脉弦。治疗在养血活血通络基础上加补肾养阴之品。

处方：

① 内服　鬼箭羽10g，炮穿山甲10g，当归10g，川芎10g，山茱萸10g，两面针20g，白花蛇舌草10g，王不留行10g，黄柏10g，龟甲10g。12付，日一付，水煎服。

② 灌肠　薏苡仁20g，黄柏20g，地龙10g，三棱10g，丹参12g，赤芍10g，两面针20g。12付，日一付，浓煎100ml保留灌肠30分钟。

在此基础上守方加减治疗两个月。

于2013年9月11日复诊：停经31天，自测尿HCG阳性，下腹隐痛，无阴道流血。考虑患者现摄精成孕，治以补益肝肾，健脾安胎，方选寿胎丸合当归芍药散加减。处方：当归身5g，白芍10g，菟丝子10g，川续断10g，杜仲10g，桑寄生10g，阿胶10g（烊化），白术10g，茯苓10g，泽泻10g，太子参10g，桑叶10g。7付，日一付，水煎服。

于2014年5月10日顺产一男婴，体重3200克。

按语： 患者"未避孕未孕1年"。输卵管造影示：双侧输卵管阻塞。西医诊断为输卵管堵塞性不孕症。根据患者有左侧输卵管妊娠手术史，手术损伤气血有瘀血内停，瘀血阻滞胞脉，胞脉气血不畅，不能摄精成孕而致不孕。由于患者经前乳房胀痛，舌淡苔薄白，考虑为肝气郁结，气机不畅所致。故本病中医诊断为不孕症，证属为肝郁血瘀证，治以疏肝解郁，活血祛瘀，方选疏管汤合逍遥散加减。方中炮穿山甲搜剔脉络，破血祛瘀；柴胡10g，川楝子10g，延胡索（玄胡）10g疏肝行气、调畅气血；王不留行、皂角刺通窍搜风，破坚宣滞；以水蛭代替地龙，水蛭善走血分，入血脉，活血通经；加两面针活血化瘀，祛风通络；川续断补肝肾，强筋骨，活血祛瘀；由于疏肝行气之品易耗伤阴液，加麦冬养阴生津，全方共奏疏肝解郁，活血祛瘀之效。二诊为经后期，血海空虚，结合调周法在活血通络基础上加补肾养阴之山茱萸、龟甲、黄柏等，鬼箭羽活血化瘀；同时配合活血化瘀中药灌肠外治，使得气血调达，胞脉通畅，胞宫得养，摄精成孕。患者现摄精成孕，治以补益肝肾，健脾安胎，方选寿胎丸合当归芍药散加减。

八、免疫性不孕症诊治特色

免疫性不孕是指由于免疫性因素而导致的不孕，占不孕症的10%～30%，其中包含有抗精子抗体、抗子宫内膜抗体、抗卵子抗体等各类免疫性不孕。而临床上以抗精子抗体产生所导致的免疫性不孕最常见。陈老临床实践多年，对于免疫性不孕症的治疗颇有心得，临床疗效确切，现将导师治疗免疫性不孕症之经验总结如下。

1. 病机为湿热瘀阻

抗精子抗体（AsAb）阳性多是由于女性生殖道的炎症和损伤，在女性血清和宫颈黏液中接受的精子及其抗原引起免疫应答可产生AsAb。研究表明，AsAb可干扰精子获能与顶体反应，影响精子的运动，抑制精子穿过宫颈黏液，阻碍精子接触和穿过透明带，促进巨噬细胞和白细胞杀伤和吞噬精子，阻断精卵融合导致不能受孕。

陈老认为免疫性不孕是现代医学的病名，在中医传统医籍中大都归"不孕症""月经不调"等范畴。该病中医的病机关键为湿热瘀阻，病位在肝和冲任。临床证见婚久不孕，月经先期或后期，量多或少，色鲜红或暗红，或色暗有块，伴下腹疼痛，块下痛减，质黏稠，或带下量多，色黄，质稠，味臭，舌质红或有瘀点、瘀斑，苔白或黄腻，脉滑数。多由于经期、产后房事不节或宫腔手术操作，胞脉空虚，感染湿热之邪，与余血相搏结，冲任、胞宫受阻，不能摄精成孕。

2. 以清热利湿，活血化瘀为治法

陈老针对其病机，治以清热除湿，活血化瘀，创立"清抗汤"：穿心莲15g，三七末1g（冲服），山药15g，黄柏10g，苍术10g，薏苡仁20g，赤芍10g，丹参10g，桃仁10g，茯苓12g，甘草5g。日1剂，水煎服，15天为1个疗程。方中穿心莲、黄柏、苍术清热燥湿，泻火解毒；茯苓、薏苡仁、山药健脾渗湿；三七、丹参、桃仁、赤芍活血化瘀；甘草则调和诸药。现代药理研

究表明，清热解毒药有抗免疫作用；活血化瘀药有抗炎作用，能降低毛细血管的通透性、减少炎性渗出和促进吸收，改善血液流变。通过以上药物的共同作用，能抑菌抗炎，有类激素样免疫抑制作用，增强肾上腺皮质功能，调节自身免疫功能，提高转阴率及受孕率。

临床上以湿热为主者，证见抗精子抗体滴度（比值）较高，患病时间较短，月经量多，且颜色较暗，或有血块，白带发黄，或伴外阴瘙痒、盆腔炎症，或有精液过敏史，身重肢怠，面红目赤，口干而渴，喜冷食，小便发黄，大便臭秽，舌苔厚腻或黄腻，脉滑或数。治疗重在清利湿热法，方用清抗汤去桃仁，合三妙散；本法可明显缓解生殖道局部渗出，避免对精子抗原再吸收，也可避免感染因子对抗原的免疫反应，从而阻止 AsAb 的继续产生。

以血瘀为主者，证见抗精子抗体滴度较高，患病时间较长，月经色暗有块，经期腹痛拒按，或月经延期而潮，胸闷不舒，经期乳房胀痛，精神抑郁，小腹作胀，舌质暗，或见瘀斑，脉弦紧或涩。治疗重在活血化瘀，去茯苓、苍术，加鸡血藤、三棱；若肝郁化热者，加栀子、牡丹皮。本法可改善症状，抗炎抑菌，清除体内 AsAb，改善生殖系统血液循环，防止生殖道黏膜粘连。

3. 补肾调周循时用药

陈老认为该病还与肝肾不足有关，因经期、产后房事不节或宫腔手术操作损伤肾气，湿热之邪乘虚而入，湿热与瘀血搏结，郁久化热，灼伤阴津，肾阴亏虚，阴虚火旺，导致肾虚胞脉失养，致不能摄精受孕。临床证见婚久不孕，抗精子抗体阳性，病程较长，月经提前，量偏少，色鲜红，头晕耳鸣，心情烦躁，睡眠不安，腰膝酸软，或见手足心热，心悸不安，口干欲饮，舌质红，苔少，脉细数。因此在治疗时还应滋阴降火，予以"消抗汤"合"大补阴丸"加减。大补阴丸方中重用熟地黄、龟甲滋阴潜阳，壮水制火；黄柏、知母相须为用，苦寒降火，保存阴液，平其阳亢；猪脊髓、蜂蜜乃血肉甘润之品，既能滋补精髓，又能制黄柏的苦燥；诸药合用，滋阴精而降火，以达培本清源之效。与"清抗汤"合用，可使肾水足，癸水充，湿热清，瘀血祛，冲任气血运行通畅，则摄精成孕。本法可起到扶正驱邪的作用，对大量使用强地松之类药物未愈者，可减轻其副作用，有较好的治疗效果。

陈老还强调临床应用时要依据月经周期中阴阳消长的规律、月经各期的生理特点，循时用药。在月经期合桃红四物汤活血理气通经，将湿热瘀血等有形之实邪荡涤；经后期血海空虚加用四物汤或左归饮等补肾填精养血以助孕卵发育；黄体期酌加补肾壮阳之品以助阴生阳长使血得温则行；经前期酌加疏肝养血活血之香附、丹参、鸡血藤以促气行则血行。

此外，陈老强调在治疗期间采取隔绝疗法，必须采用避孕套避孕。在治疗女方的同时，也需对男方进行检查，如果男方抗体阳性，需同时治疗。由于本病具有复发性，故在抗体转阴后必须抓住有利时机受孕。

4. 典型病例

蒙某某，女，31岁，于2013年11月13日初诊。

主诉：因"未避孕未孕2年"就诊。

病史：患者14岁月经初潮，周期规律（27～30）天，月经量中，经期5天干净，经色鲜红，质地稠，时有血块，经行下腹胀痛，末次月经2013年10月23日。时觉带下量稍多，色黄，无臭气，分别于2004年、

2010年分别孕50天自然流产行清宫术，于2011年患盆腔炎，自2010年至今未孕。孕2产0。舌红苔黄腻，脉细数。B超：子宫、附件未见异常，监测见优势卵泡。子宫输卵管造影提示：双侧输卵管通畅。血清AsAb及抗子宫内膜抗体（EmAb）均阳性。

西医诊断：继发性不孕症（免疫性不孕）。

中医诊断：不孕症（湿热瘀阻证）。

治法：补肾滋阴，清热利湿。

方药：清抗汤加减。

处方：穿心莲15g，三七末1g（冲服），山药15g，黄柏10g，苍术10g，薏苡仁20g，龟甲10g，生地黄12g，赤芍10g，丹参10g，桃仁10g，茯苓12g，甘草5g。日1剂，水煎服，连服半个月，采用避孕套避孕。于12月4日复诊，末次月经11月21日，经行5天，周期28天，复查AsAb、EmAb均为阴性。嘱其下个月排卵期停用避孕套同房，于2014年1月25日因停经35天经未行，查尿HCG阳性，因患者有两次自然流产史，孕后及时予以保阴煎合寿胎丸加减补肾养阴清热安胎治疗2周后，B超示宫内见孕囊，继续守方出入安胎治疗至妊娠3个月，现患者已经足月顺产1女孩。

按语：患者自然流产后未避孕未孕2年属于中医的不孕症。多因先天肾气不足，肾虚封藏失职不能系胎，出现堕胎，更损伤肾气，胞脉胞络空虚，湿热之邪乘虚侵袭胞宫胞脉，冲任气血运行不畅，不能摄精成孕故不孕。湿热下注，任脉不固，带脉失约，故带下色黄、量多；湿热瘀阻，冲任气血运行不畅，不通则痛，故经行下腹胀痛；舌红苔黄腻、脉细，均为阴虚湿热下注冲任所致。故本病诊断为：继发性不孕症。辨证为：湿热瘀阻证。治法：补肾滋阴，清热利湿。方用清抗汤加减清利湿热，使得患者湿热祛，肾阴渐长，冲任血海通畅，气血精液充盛，故有子。

九、子宫内膜异位症不孕诊治特色

子宫内膜异位症（Endometriosis，EMs）是指具有生长功能的子宫内膜（腺体和间质）出现在子宫腔被覆内膜及宫体肌层以外的其他部位。子宫内膜异位症的主要临床表现有：盆腔疼痛、月经异常、不孕、巧囊等。内异症患者不孕率高达40%。不明原因不孕的患者40%～50%是由内异症所致。中国古代医学典籍中并没有对"子宫内膜异位症"的具体论述，但综合其临床表现可散见于"痛经""不孕症""癥瘕"和"月经不调"等病的范畴之中。

1. 瘀血停蓄为本病的关键病机

陈教授[61]认为子宫内膜异位症属中医血瘀证，其病理为"滞、瘀、包块"。形成此病的原因有三：一是经期产后房事不节，败精浊血混为一体；二是人工流产、剖宫产术后，损伤冲任及胞宫；三是邪毒侵袭稽留不去所致寒热湿瘀阻。不论何种病因，最终形成 EMs 的病理实质——血瘀。气为血之帅，血瘀日久，必然影响气机，导致气滞。气滞又反过来加重血瘀，气不通，血不行，如此往复循环，气与血相胶结，又与寒、热、湿等多种病理机制相互影响，相互转化，令此病缠绵难愈。因此，"宿瘀内结"是本病的基本病机。瘀血宿积体内，久病穷及肾，使得肾—天癸—冲任—胞宫生殖轴功能失调，肾阴肾阳亏虚，卵子无肾阴之滋润、肾阳之温煦无以生发，优势卵泡不能形成，卵泡发生闭锁、黄素化，因而不能受孕；瘀血停留，络道受阻，两精不能相搏，亦不能摄精成孕；瘀血阻滞，肾—天癸—冲任—胞宫生殖轴功能发生失常，扰乱经水正常的盈泄，使得经水暴下不止或淋漓不尽，错失受孕的时机，也导致了不孕的发生。故本病的病机为肾虚血瘀。

2. 辨证要点

内异症不孕的治疗重在助孕，如何处理助孕与内异症的关系是关键，怀孕本身就是对内异症最有效的治疗。助孕首先要明确导致不孕的原因，一是输卵管因素，盆腔异位内膜病变造成的粘连引起输卵管形态、功能异常，其病因多由于瘀血阻滞，冲任、胞宫、胞脉不通，精卵不能相资故不孕；二是非输卵管因素，包括排卵障碍、卵子质量不高、子宫内环境欠佳，多饮瘀血宿积体内，使得肾—天癸—冲任—胞宫生殖轴功能失调，肾阴肾阳亏虚，卵子无肾阴之滋润、肾阳之温煦无以生发，优势卵泡不能形成，卵泡发生闭锁、黄素化，因而不能受孕；瘀血停留，络道受阻，两精不能相搏，亦不能摄精成孕。

3. 治疗特色

（1）以通为治则　由于血液的运行有赖于气的推行温煦，气行则血行，气滞则血瘀；血得温则行，得寒则凝。该病多因肝郁肾虚血瘀所致，治疗"以通为用"，在活血化瘀的基础上，还应补肾助阳及理气止痛，研制成"内异痛经灵"。方剂由黄芪、血竭、蒲黄炭、五灵脂、九香虫、桂枝、橘核、木香、山楂、白芍、甘草组成。其中血竭味甘、咸，性平，归心、肝经，《本草纲目》记载："散滞血诸痛，妇人血气，小儿瘰疬"，能散瘀止痛，被李时珍誉为"活血圣药"。黄芪大补脾胃之元气，与血竭配伍使用，使气旺血行，瘀去络通，两药合用共为君药；九香虫性温、味咸，能行气止痛，温肾壮阳；五灵脂、蒲黄炭活血化瘀，散结止痛，为臣药；桂枝鼓舞阳气，温经通脉，橘核行气散结止痛，木香行气止痛，山楂消食健胃，活血化瘀，白芍养血和营，缓急止痛，上药共为佐药；甘草补脾益气，缓急止痛，调和诸药，为使药。全方共奏活血化瘀，温经止痛之功。药理研究证实，活血药能抑制异位内膜的增生、分泌和出血，减轻组织增殖和粘连，促进包块吸收、粘连软化、组织的修复和再生；补肾药可改善免疫功能及腹腔内微环境，抑制异位的子宫内膜生长；通过临床观察证实内异痛经灵确实能够起到缓解疼痛，改善症状，促进包块吸收，提高受孕率的作用。

（2）病症结合　临床根据不孕、痛经特点、经行情况和兼证，辨清在气在血，属寒属热，肾虚、肝郁而分别论治，分别在"内异痛经灵"的基础上施以疏肝理气、温经散寒、补肾益气、清热消癥等法。

一是疏肝理气。多见患者痛经的特点"坠、胀"，经行不畅，色黯有块，块下痛减。婚久不孕，胸胁、乳房胀痛，易怒。舌黯有瘀斑，脉弦或弦涩。治疗在"内异痛经灵片"基础加上川楝子、延胡索（元胡）、香附、柴胡、枳壳、青皮等疏肝理气，瘀去肝舒则诸症自除。

二是温经散寒。多见患者痛经性质为绞痛或冷痛拒按，得热痛减，经量少，色黯黑，有血块，块下痛减，形寒肢冷，痛甚呕恶，不孕，唇紫舌黯有瘀斑，脉沉紧。治疗上加制附子、小茴香、肉桂、艾叶等以温阳散寒；如腰酸膝软、小便清长者，加淫羊藿（仙灵脾)、仙茅以温补肾阳。

三是补肾益气。多见经期或经后小腹坠胀隐痛、腰骶酸引及下肢，痛剧恶心呕吐，面白肢冷，月经后期，量少，经色紫黯有块，日久不孕，头晕目眩，舌黯滞有瘀点，苔薄白，脉沉细而涩。在"内异痛经灵"的基础上加续断、菟丝子、覆盆子、补骨脂、杜仲温肾助阳；当归、熟地黄补血滋阴，益精填髓。如月经量少者加鹿角胶、泽兰以补肾活血；月经量多加益母草、三七以化瘀止血。

四是清热消癥。证见经前或经期小腹疼痛、拒按，有灼热感，得热痛甚，月经先期或量多，经色红或深红，质稠有块，口苦咽干，烦躁易怒，溲黄便结，婚久不孕，性交疼痛，舌质红或黯红，脉弦数。在"内异痛经灵"的基础上去桂枝、黄芪、橘核，加川楝子、延胡索、香附疏肝理气止痛；两面针、白花蛇舌草、七叶一枝花清热解毒。如月经量多者加地榆、茜草凉血止血；口干溲黄者，加玄参、麦冬、竹叶以清热除烦。

（3）顺应阴阳，周期治疗　同时应结合月经周期，经前数天至经尽应以化瘀调经为主，因势利导；经后期血海空虚，加强滋肾养血调冲，平补肾之阴阳，促进卵子发育；排卵期是助孕的关键时期，加巴戟天、狗脊、皂角刺等温肾阳，活血化瘀之品促进阴阳转化以利卵子的排出；排卵后期以右归丸加减加强温补肾阳，以维持正常的黄体功能，改善子宫内膜，提高孕育成功率，且陈老师认为，此期注意适当运用养血活血之品，使内膜的血运丰富，以改善内膜的营养助胚胎种植和着床。

（4）善用虫类药物　由于瘀血积聚形成癥瘕，如有子宫腺肌瘤、卵巢巧克力囊肿者，陈教授在活血化瘀的同时配伍软坚散结消癥之品，海藻-昆布、橘核-荔枝核、鳖甲-生牡蛎等药对，而且喜用水蛭、土鳖虫、鳖甲、穿山甲、九香虫等虫类血肉有情之品搜剔脉络，破血祛瘀，促进病灶周围组织的血液循环，以利病灶吸收消散。

4. 典型病例

【病例1】不孕症、痛经、月经后期（肾阴虚夹血瘀证）

陈某某，女，38岁，于2014年1月9日就诊。

主诉：未避孕未孕5年，经行腹痛5年。

病史：患者自诉婚后未避孕未孕5年，性生活正常，月经12岁初潮，周期常推后（35～50天），经期5～7天，经行下腹剧痛，疼痛拒按，经色暗，血块多，经前乳房胀痛，口干，口苦，末次月经2014年1月9日。于2013年5月9日行宫腹腔镜手术，提示：①子宫内膜异位症Ⅰ期；②双侧输卵管囊肿；③原发性不孕；④子宫内膜炎。术后予以孕三烯酮6个月治疗。曾患有"结核性胸膜炎"，经治已痊愈。舌暗有瘀斑，脉弦。

西医诊断：①不孕症；②子宫内膜异位症。

中医诊断：①不孕症；②痛经；③月经后期。

辨证：肾阴虚夹血瘀证。

治法：补肾养阴，化瘀止痛。

方药：内异痛经灵合大补阴丸加减。

处方：龟甲10g，知母10g，熟地黄10g，黄柏10g，北黄芪20g，血竭5g，丹参10g，鬼箭羽10g，当归10g，川芎10g，延胡索（元胡）10g，川楝子10g。12付，日一付，水煎服。

二诊（2014年1月20日）：月经周期第12天，口干口苦，大便溏烂，肛门有下坠感。B超提示：子宫内膜6mm，左卵泡12mm×9mm。舌质稍红，苔黄腻，脉细弦。考虑排卵期，卵泡发育不良，在补肾养阴的基础上加补肾壮阳之品。处方：枸杞子10g，菟丝子20g，龟甲10g，熟地黄10g，黄柏10g，麦冬10g，鹿角胶10g（烊化），茯苓10g，川楝子10g，墨旱莲10g，女贞子10g，甘草10g。14付，日一付，水煎服。

三诊（2014年2月17日）：于2014年2月16日经行，经行第2天，经量中等，色暗红，经行腹痛、腰酸较前缓解，周期38天。舌质稍红，苔黄腻，脉细弦。考虑患者卵泡发育不良，予以经后期养阴的基础加温肾壮阳之覆盆子、鹿角胶。处方：山茱萸10g，菟丝子10g，枸杞子10g，鹿角胶10g（烊化），覆盆子10g，黄柏10g，龟甲10g，丹参12g，白术10g，茯苓10，砂仁5g，甘草5g。12付，日一付，水煎服。

四诊（2014年3月7日）：现月经后期第18天，大便稀，肛门有下坠感。B超：C16，内膜8mm，左卵泡18mm×18mm。考虑排卵期，予以补肾养阴活血助排卵。处方：当归10g，川芎10g，甘草10g，丹参10g，皂角刺10g，白芍20g，鹿角胶10g（烊化），紫河车10g，菟丝子10g，柴胡10g，白术10g，黄柏10g，龟甲10g。14付，日一付，水煎服。在此基础上经后期守方（2月17日）12付，排卵后守方（3月7日）加减治疗14付。于2014年11月7日因停经34天，恶心欲吐，查尿HCG：阳性。孕后予以补肾养阴健脾安胎治疗，现已经顺产1孩。

按语：患者因未避孕未孕5年，经行腹痛5年，月经周期推后5年就诊。属于中医的原发性不孕、痛经、月经后期。患者有结核性胸膜炎，素体阴虚，水不涵木，则肝气郁结，气滞血瘀则气血运行不畅，不通则痛，故出现痛经；肾阴亏虚、气滞血瘀，血海不能按时满溢则月经后期；肾阴亏虚，冲任虚衰不能摄精成孕，出现不孕。故本病为不孕症、痛经、月经后期，证属肾阴虚夹血瘀证。治则补肾养阴，化瘀止痛，方选内异痛经灵合大补阴丸加减。分期治疗。首先腹腔镜手术多损伤气血，湿热瘀结，予以补肾养阴，清热利湿，活血化瘀，方选内异痛经灵合大补阴丸加减。内异痛经灵为陈老师治疗内异症的经验方，方中川楝子、延胡索（元胡）理气止痛；血竭、鬼箭羽、丹参活血化瘀；三妙散清热

燥湿；大补阴丸补肾养阴清热；北黄芪健脾益气，防活血化瘀伤及正气，当归、川芎养血活血；甘草调和诸药。其次予以补肾养阴助卵泡发育，结合月经周期治疗，经后期补肾养阴，加大补阴丸等，排卵后加补肾助阳之鹿角胶、巴戟天等。经此治疗，肝肾气血调和，冲任气血通畅，故经调成孕。

【病例2】月经过少、癥瘕、不孕症（肾虚血瘀型）

黄某，女，31岁，于2013年5月20日初诊。

主诉：月经量少7年，未避孕未孕3年。

病史：患者自述7年前因自然流产清宫术后出现月经量少，末次月经5月15日，经量少，2天干净，经色暗，质稀，经行下腹隐痛，平素带下量少，2年前开始未避孕未孕，舌淡暗苔薄白，边有齿印，脉细。孕1产0。

西医诊断：子宫内膜异位症。

中医诊断：①月经过少；②癥瘕；③不孕症。

辨证：肾虚血瘀。

治法：补肾填精，健脾益气。

方药：左归丸加减。

处方：黄芪20g，当归10g，川芎10g，白芍20g，白术10g，何首乌20g，山茱萸10g，茯苓10g，菟丝子10g，鹿角胶10g（烊化），甘草10g，香附10g。15付，日一付，水煎服。

二诊（2013年6月24日）：月经周期第11天，于6月13日经行，4天干净，第二天量较前明显增多，基本正常，无痛经。B超提示：左巧克力囊肿（1.7cm×1.9cm），舌淡暗，苔薄白，边有齿印，脉细。考虑患者巧克力囊肿为血瘀所致，在补肾健脾的基础上加活血化瘀。处方：黄芪20g，血竭5g，当归10g，川芎10g，丹参20g，鹿角胶10g（烊化），紫河车10g，菟丝子20g，何首乌20g，白芍20g，艾叶5g，山茱萸10g。7付，日一付，水煎服。

三诊（2013年7月1日）：月经周期第18天，无不适，纳可，二便调。B超（27/6）：Em5mm，子宫肌瘤，左附件1.7cm×1.9cm。低回声区（巧囊），有优势卵泡。脉细。考虑排卵后期予以养血活血，温补肾阳。处方：巴戟天10g，当归10g，白芍10g，白术10g，茯苓10g，甘草10g，川续断10g，菟丝子20g，何首乌

10g，淫羊藿（仙灵脾）10g。15付，日一付，水煎服。

四诊（2013年7月22日）：月经周期第8天。LMP：15/7，月经5天干净，经量正常，第1天量正常，经来腹痛不甚，有血块。舌淡暗，苔薄白，边有齿印，脉细。处方：何首乌20g，白芍10g，山茱萸10g，枸杞子10g，菟丝子10g，血竭5g，当归10g，白术10g，茯苓10g，甘草10g，生党参12g。10付，日一付，水煎服。

五诊（2013年12月20日）：停经33天，于一周前出现下腹隐痛，便后缓解，现无不适。测尿HCG：阳性。舌淡红，苔薄白，脉细滑。考虑肾虚血瘀出现胎动不安，予以补肾益气安胎，佐以健脾，方选寿胎丸合举元煎加减。方药：桑寄生10g，山茱萸10g，川续断10g，何首乌20g，阿胶10g（烊化），白术10g，当归5g，枸杞子10g，黄芪10g，菟丝子10g，太子参12g。5付，日一付，水煎服。守方出入治疗2周，B超提示宫内早孕。定期产检，顺产1孩。

按语：患者因胚胎停育清宫术后损伤肾气，肾气亏虚，经血枯少，冲任血海亏虚以致经量过少，而且手术损伤冲任，气血运行不畅导致气滞血瘀渐成癥瘕。瘀血内停，冲任阻滞，经行涩少，小腹胀痛；血块排除则瘀滞稍通，疼痛减轻。患者腹痛，经期血块，提示瘀血阻滞。本病诊断为：①月经过少；②癥瘕；③不孕症。辨证为肾虚血瘀。治法：补肾填精，活血化瘀。以左归丸加减，方中当归、川芎、白芍、何首乌补血养营调经，黄芪、白术、茯苓健脾益气，以资气血生化之源，使气生血长；山茱萸、菟丝子、鹿角胶补肾养阴，填精补髓；香附行气活血化瘀，畅通气血，甘草调和诸药。诸药配合，共奏补肾填精，消癥散结调经之效。胞脉通，精血调固有子。肾气虚不能系胎，胎元不固，故出现胎动不安，予以补肾益气安胎，佐以健脾，方选寿胎丸合举元煎加减。治以补肾健脾，益气安胎，方中何首乌、菟丝子、枸杞子补肾益精，肾旺自能荫胎；山茱萸、桑寄生、川续断补肝肾，固冲任，使胎气强壮；阿胶、当归滋养阴血，使冲任血旺，则胎气自固。白术、黄芪、太子参健脾益气，以后天养先天，生化气血以化精，先后天同补，加强安胎之功。

【病例3】痛经、不孕症（湿热瘀结型）

吴某，女，29岁，于2015年10月15日初诊。

主诉：经行腹痛1年，未避孕未孕1年。

病史：患者自诉近1年未避孕未孕，经行腹痛，以第1～2天痛甚，伴肛门坠胀感。末次月经：10月10日，经量偏少，色暗，有少量血块，经行1～2天腹痛甚。周期28天。经前乳房胀痛，有二胎生育要求，平素月经量少，经行3～5天，周期提前2～3天。舌暗红，苔白腻，脉沉。尿HCG（－）。孕2产1。

西医诊断：子宫内膜异位症。

中医诊断：①痛经；②不孕症。

辨证：湿热瘀结。

治法：清热祛湿，活血化瘀。

方药：当归芍药散合三妙散加减。

处方：当归10g，白芍15g，白术10g，川芎9g，黄柏10g，苍术10g，薏苡仁20g，丹参15g，忍冬藤10g，甘草6g，土茯苓20g，川楝子10g，生地黄12g，陈皮6g。7付，日一付，水煎服。

二诊（2015年10月22日）：月经第13天，服上药后经行5天干净，现觉少腹疼痛，肛门坠胀，腰酸，口干，舌淡苔薄白，脉沉。妇检：外阴正常，阴道畅，内见少量白色分泌物，宫颈Ⅲ度糜烂，阴道后穹窿处可触及花生米大小触痛结节，子宫前位，常大，居中，活动，无压痛，双附件正常。B超：子宫内膜6mm，左卵泡13mm×10mm。考虑患者痛经为子宫内膜异位症引起，有血瘀证。治则活血化瘀，理气止痛。方选桂枝茯苓丸加减，处方：川楝子10g，延胡索（元胡）10g，蒲黄炭10g（包煎），五灵脂10g（包煎），血竭5g，当归10g，川芎9g，香附10g，桂枝6g，茯苓15g，牡丹皮15g，甘草6g，黄柏10g，赤芍15g，白术10g。5付，日一付，水煎服。

三诊（2015年10月27日）：月经周期第18天，觉少腹牵扯痛，舌淡暗，苔白腻，脉沉。B超提示：子宫内膜8mm，有优势卵泡已排出。考虑排卵后，予以补肾健脾，清热利湿之三妙散合当归芍药散加减，处方：

川楝子10g，延胡索（元胡）10g，黄柏10g，茯苓15g，苍术10g，当归10g，赤芍15g，川芎9g，白术10g，牡丹皮10g，菟丝子15g，川续断10g，桑寄生15g，甘草6g，陈皮6g。12付，日一付，水煎服。

四诊（2015年11月7日）：现月经第28天。口干口臭，饮水多，双下颌部起痘，耳内起痘，白带量多，有异味，无瘙痒，饮食、睡眠尚可，二便正常。舌暗红，苔黄腻，脉滑。尿HCG（－）。考虑湿热内蕴，予以养阴清热利湿，方选保阴煎加减。处方：黄柏10g，黄芩10g，生地黄12g，熟地黄12g，淮山药15g，川续断10g，白芍10g，甘草6g，菟丝子15g。5付，日一付，水煎服。

五诊（2015年11月12日）：停经32天。末次月经日期：10月10日。经未行，时觉下腹隐痛，乳胀，恶心，呕吐酸物，口苦，头晕乏力，测尿HCG（＋）。舌淡红，苔薄白，脉细滑。考虑胎动不安为气虚所致予以补肾健脾益气安胎，方选寿胎丸合举元煎加减。方药：党参20g，北黄芪20g，麦冬10g，白芍20g，女贞子12g，墨旱莲12g，白术10g，菟丝子15g，川续断10g，桑寄生15g，阿胶10g（烊化），五味子5g，陈皮

6g。7付，日一付，水煎服。在此基础上进行辨证治疗，11月26日B超提示宫内早孕见胎心。

按语：本病为经行腹痛、不孕，属于中医的痛经、不孕症。以月经量少，色暗，夹有血块，经期小腹胀痛拒按，舌暗红，苔白腻，妇检子宫后穹窿有触痛性结节为本证的辨证要点，多因湿热瘀阻所致。湿热下注，损伤任带，故出现带下过多，苔白腻。瘀血阻滞，不通则痛，故出现痛经、月经量少。瘀血内停，冲任受阻，瘀滞胞脉，以致不能摄精成孕，故不孕。治则清热利湿，活血化瘀。方用当归芍药散合三妙散加减。方中当归、丹参、川楝子、川芎活血调经，土茯苓、黄柏、苍术、薏苡仁清热祛湿，白芍养血敛阴，生地黄养阴生津，白术、陈皮益气健脾，忍冬藤清热利湿通络，甘草调和诸药。在此基础上结合月经周期辨证治疗，经后期妇检触及子宫内膜异位症触痛性结节，为血瘀所致，加用活血化瘀的血竭、失笑散，排卵后考虑精卵结合助孕，加用补肾健脾之寿胎丸加减，孕后予

以健脾补肾安胎之寿胎丸合举元煎加减。使得湿热祛，气血调，受精成孕。

【病例4】痛经、不孕症（湿瘀互结型）

患者陈某某，女，37岁，于2012年10月13日就诊。

主诉：自然流产后经行腹痛、未避孕未孕2年。

病史：患者于2011年4月因胚胎停育行清宫术，术后开始出现痛经，经行少腹、腰骶部坠痛，伴有肛门坠胀，近3个月痛经明显加重，经行量多、有血块，非经期小腹坠胀不适，大便溏薄，舌质淡黯、有瘀斑，苔薄白，脉沉细涩。月经周期28～30天，月经10～12天方干净，末次月经为2012年9月22日，孕2产0，于2008年因早孕人流1次。

妇科检查：子宫后位，增大如孕7W大小，质地稍硬，左侧附件触及直径约5cm有压痛囊实性包块。

辅助检查：血D-二聚体907ml/L。B超：子宫内膜异位症，子宫增大7cm×6cm×5cm，左侧卵巢巧克力囊肿直径约5cm。

西医诊断：①子宫内膜异位症；②不孕症。

中医诊断：①痛经（湿瘀互结型）；②不孕症（湿瘀互结型）；③癥瘕（湿瘀互结型）。

治法：调和肝脾，化瘀利湿，散结消癥。

方药：蠲痛饮加减。

处方：当归10g，赤芍10g，川芎9g，白术10g，茯苓15g，血竭5g，丹参10g，鸡血藤15g，补骨脂10g，蒲黄炭10g（包煎），五灵脂10g（包煎），橘核10g，炙甘草6g。每日1剂，水煎服，10剂。

服上药后，症状明显缓解，月经周期28天，月经7天干净，痛经明显缓解，经量及血块减少，精神渐好，大便调，脉细弦。在上方的基础上治疗4个月后，诸症消失，复查血D-二聚体正常。B超：子宫内膜异位症，子宫6cm×5cm×4cm大小，左侧卵巢巧克力囊肿直径约4cm×3cm。2013年3月5日因停经34天，查尿HCG阳性，予以中药安胎治疗，于2013年11月16日顺产一男孩。

按语：患者有进行性痛经、经期延长的临床表现，而且自然流产后未避孕未孕2年，妇科检查发现子宫后位，增大如孕7W大小，质地稍硬，左侧附件触及直径约5cm有压痛囊实性包块。B超提示子宫内膜异位症，子宫增大7cm×6cm×5cm。西医诊断：①子宫内膜异位症；②不孕症。中医诊断：①痛经；②不孕症；③癥瘕。由于该患者有人流手术以及清宫术史，多次的手术损伤胞宫胞脉，引起气血损伤，离经之血即为瘀血；而且多次的宫腔手术伤及气血以及胞宫胞络空虚，由于胞宫胞脉位于下焦，湿邪重着下注乘虚而入与血搏结于胞宫胞脉，则湿瘀留滞胞宫，不通则痛，故出现痛经；而且由于湿瘀阻滞胞宫，新血不得归经，离经而走，故出现经期延长，经行量多、有血块。湿瘀互结，阻滞脾胃，脾失健运故出现乏力、纳差、大便溏薄，脾气虚统摄无力故出现小腹坠胀不适。湿瘀互结阻滞胞宫胞脉，使冲任不能相资，两精不能结合而致不孕。舌质淡黯、有瘀斑，苔薄白，脉沉细涩，为湿瘀互结之候。

故该患者的证型为：湿瘀互结型，属于虚实夹杂，病位胞宫胞脉。治则：调和肝脾，化瘀利湿，散结消癥。处方以蠲痛饮加减，方中鸡血藤、丹参、当归、川芎、赤芍补血行血，补而不滞，补中有行，恰合女子血常不足、易虚易瘀特点，以扶正驱邪；补骨脂、白术、茯苓健脾利湿，使湿祛瘀化，且药性甘淡平和，利湿而不伤阴；血竭、鸡血藤、丹参化瘀散结止痛；炙甘草合赤芍即为《伤寒论》芍药甘草汤，临床及实验研究证实为缓急止痛要药。在此基础上因该患者子宫较大以及有卵巢巧克力囊肿属于中医的癥瘕，加蒲黄炭、五灵脂、橘核以理气消癥散结，祛瘀止痛。经治疗后患者痛经缓解，月经周期、经期正常。服上药后，患者瘀血得化，脾复健运，湿气乃去，癥瘕得消，胞宫、胞络通畅，月经规律，育一子。

复发性流产相当于中医的"滑胎",是指连续自然流产2次或2次以上者,发生率0.4% ～ 0.8%,是妊娠期常见的并发症之一,具有反复发生的倾向。

陈慧侬教授[62]认为本病多由于先天禀赋不足、房劳不节或孕产频多,以致肾气不足,肾虚则封藏失职,胎失所系,胎元不固则滑胎;数堕胎者势必导致肾气更虚,虚则无有不滞,"胞宫胞络者,系于肾",肾虚则胞宫胞络空虚,湿热寒邪乘虚而入与血搏结于胞宫胞脉,则瘀血留滞胞宫,冲任损伤,胎元不固,而致滑胎。肾虚为因,血瘀为果,因果相关,形成肾虚血瘀,故反复自然流产的基本病理变化是肾虚血瘀。治以补肾活血,分期用药。

一是孕前"预培其损"。"损"有两方面的含义,一方面是因"虚"而引起的"损伤",如肾气亏损,气血两伤,阴虚所致;另一方面是"实邪"引起的"损害"，如血瘀、血热、湿热等有形之实邪所致。故在孕前审证求因，根据患者的病情进行辨证施治，其治则"虚者补之，实者泻之"。

虚者补之，在孕前予以补肾益气、健脾养血、养阴清热等法，此类患者多见于有月经不调病史，其实验室检查多提示黄体功能不足、卵巢功能不良、多囊卵巢综合征、高泌乳素血症等。常用补肾健脾药物有：山茱萸、菟丝子、熟何首乌、当归、白芍、菟丝子、枸杞子、鹿角胶、党参、白术、茯苓、巴戟天、续断等，且因堕胎、小产后容易损伤气血，瘀血停留，新血不生，气血不能荣养胎儿，在补肾健脾基础上加上养血活血的中药，如丹参、鬼箭羽、艾叶、三七等。

实者泻之，在孕前予以活血化瘀、清热化湿等法，此类患者多有子宫肌瘤、子宫内膜异位症、子宫腺肌症、卵巢囊肿、盆腔炎等病史，舌暗或边有瘀点，实验室检查ACA、AsAb、EmAb等阳性。由于该病反复发作，久病必穷于肾，故在此基础上加用补肾填精的药物。吾师常在当归芍药散或桂枝茯苓丸的基础上加用续断、杜仲、鹿角胶、菟丝子、巴戟天等药物。早在《金匮要略·妇人妊娠病脉证并治》中就提出："所以血不止者，其癥瘕不去故也，当下其癥瘕，桂枝茯苓丸主之。"《医林改错》更主张"今又怀胎，至两个月前后，将此方（少腹逐瘀汤）服三五付，或七八付，将子宫内瘀血化净"，这样小儿身长有容身之地，断不致小产。

二是孕后未病先防，已病防变。患者孕后及时安胎，以补肾健脾，益气养血为主，方选寿胎丸合当归芍药散汤进行辨证加减，药用菟丝子、党参、桑寄生、续断、阿胶、当归身、白术、川芎、茯苓、杜仲、白芍、炙甘草等。方中寿胎丸补肾安胎，当归芍药散方中当归身、川芎养血活血，行血中之滞；当归身、白芍养血缓急止痛；白术、茯苓、泽泻健脾益气以资生化之源，在此基础上加用党参健脾益气，既有利于气血的化生，更能升健安胎；全方共奏补益肾气，益气活血，培育胎元之效，使胎元有肾气所系，有血所养，达到益母安胎目的，即所谓"有故无殒，亦无殒也"。

三是病证结合，灵活化裁。治疗该病时，结合患者的病史和病情，孕后在补肾养血安胎基础上灵活化裁加减。

① 补肾以固胎之本，尤其是多次流产或反复流产

的患者，鉴于有滑脱的特点，患者屡孕屡堕，腰膝酸软，在此基础上需加重补肾气藏精固脱之品，如人参、黄芪、升麻之品。

② 健脾以养胎之源，多用于患者素体脾胃虚弱，症见胃脘胀满，纳差，口淡，在上方的基础上加用黄芪、陈皮、砂仁等。

③ 养阴清热以滋胎之长，多用于阴虚或血热所致，症见口干口苦，心烦不安，便结尿黄，夜寐多梦，舌红苔黄，脉滑数，上方去当归身、川芎、阿胶，加黄芩、石斛、黄柏、麦冬、女贞子、墨旱莲等养阴清热。

④ 行气养血以祛胎之碍，多用于宿有癥瘕病史的患者，如子宫内膜异位症、子宫腺肌症、子宫肌瘤、卵巢囊肿、输卵管不通或积水等，时有下腹疼痛，舌暗，或有瘀点瘀斑。治疗在补肾活血法基础上加川楝子、延胡索（元胡）、鬼箭羽、丹参等活血化瘀，邪祛胎安。

【病例1】胎动不安（脾气虚）

覃某某，女，30岁。于2014年10月1日就诊。

主诉：停经43天，阴道流血半小时。

病史：患者自诉平素月经规律，周期30天，经行4～5天。末次月经日期：2014年8月19日。于9月21日停经32天自测尿HCG阳性。9月24日：P 25.6ng/ml，血HCG 2321.88IU/L。今日17：30无明显诱因下出现阴道流血，量少，色红，无血块及肉样组织流出，下腹隐痛，腰酸，纳可，二便调。G2P0。B超：宫内见多囊样回声，大小1.3cm×1.4cm×0.5cm，未见胎芽，未见胎心。舌淡红边有齿印，苔薄白，脉细弦。

西医诊断：先兆流产。

中医诊断：胎动不安。

辨证：脾肾气虚证。

治法：补肾健脾，益气安胎。

方药：寿胎丸合举元煎汤加减。

处方：菟丝子10g，枸杞子10g，桑寄生10g，白芍10g，阿胶10g（烊化），川续断10g，生党参10g，白术10g，茯苓10g，北黄芪20g，甘草10g，杜仲10g。14付，日一付，水煎服。

二诊（2014年10月27日）：孕70天，经治疗无腹痛及阴道流血，时觉腰酸痛，纳可，二便调，舌淡红苔薄白，边有齿印，脉细滑。B超：宫内早孕，见胎心。查血P：37ng/ml（21/10），28ng/ml（26/10）。继续守方治疗7天，患者已无腰酸，复查血P：42 ng/ml。

按语：该患者，孕早期出现阴道流血，时觉腰酸痛，属于中医胎动不安。肾虚冲任不固，胎失所系，故出现阴道流血；腰为肾府，肾虚则腰酸痛，舌淡，苔白滑，脉沉细，为肾气虚之征。治则补肾健脾益气，固冲安胎。方用寿胎丸合举元煎汤加枸杞子、白芍、茯苓、杜仲。方中寿胎丸补肾安胎，举元煎健脾益气，杜仲、枸杞子补肾强腰，白芍养血敛阴、安胎止痛，茯苓与白术健脾化湿。全方使肾气盛，脾气健，气血充盛，气以系胎，血以养胎，胎元得长则胎安。

【病例2】胎动不安（肾虚型）

丁某，女，33岁，于2013年10月11日初诊。

主诉：停经76天，腰酸，阴道流血2天。

病史：患者自诉既往月经周期推后（40～45天），

末次月经7月25日，月经5天净，量中，色红，周期40天。于20/8阴道少量流血，2天干净。于16/9自测尿HCG：弱阳性。于29/9在外院查血：β-HCG 10563mIU/ml，P 19nmol/ml。遂予黄体酮治疗。昨查血：HCG 42300mIU/ml，P 16.63nmol/L。于10月9日B超：宫内早孕，妊娠囊20mm×24mm×10mm，未见胎芽心管搏动。现觉腰酸，下腹隐痛，无阴道流血，夜寐欠佳，舌红苔黄，脉细滑。G2P0，分别于2006年、2007年左侧输卵管妊娠行开腹、腹腔镜保守性手术。

西医诊断：先兆流产。

中医诊断：胎动不安。

辨证：肾虚证。

治法：补肾益气安胎。

方药：寿胎丸加减。

处方：太子参20g，甘草10g，白芍20g，熟地黄10g，白术10g，川续断10g，菟丝子10g，桑寄生15g，阿胶10g（烊化）。7付，日一付，水煎服。

二诊（2013年10月18日）：经治疗后患者无腹痛以及阴道流血，口干，纳可，小便调。复查B超：宫内早孕，见胎心（相当于9W）。血：HCG $8×10^4$mIU/ml，

255

P 16.66nmol/L。目前在用地屈孕酮及肌注黄体酮。舌质稍红，苔薄黄，脉细滑。考虑口干为脾虚有热所致，治疗在补肾的基础上加养阴清热安胎之品，处方继续在上方基础加石斛10g，黄芩10g，麦冬10g。7付，日一付，水煎服。

三诊（2013年10月25日）：孕10$^+$W，觉口淡、腹胀，夜寐可，胃纳可，脉细滑。舌红苔黄，脉细滑。考虑为脾虚有热所致，继续予以寿胎丸加减补肾健脾，清热养阴安胎，处方在上方基础去太子参、熟地黄、麦冬，加茯苓10g。7付，日一付，水煎服。

四诊（2013年11月4日）：孕10^{+6}W，恶心欲吐，纳少，无腹痛流血，口干，夜寐可，二便调，舌红苔黄干，脉细滑。B超：早孕合并子宫肌瘤（10mm×9mm），见胎心（相当于11W）。考虑恶心欲吐、纳少为脾虚胃失和降所致，治疗在补肾的寿胎丸基础上加健脾陈皮竹茹汤加减，处方：白术10g，茯苓10g，生党参12g，桑寄生20g，白芍10g，黄芩10g，川续断10g，菟丝子10g，石斛10g，沙参12g，竹茹5g。7付，日一付，水煎服。

五诊（2013年11月11日）：孕11W，无不适，夜寐可，胃纳可，脉细滑。舌红苔黄，脉细滑。考虑病情稳定，处方在上方基础去竹茹加阿胶10g（烊化）。7付，日一付，水煎服。

按语：患者孕后出现腰酸、阴道反复流血，属于中医的胎动不安。患者因先天禀赋不足，肾气亏虚，血海不能按时满溢故月经后期；肾虚不能濡养外府则腰酸；舌红苔薄黄，脉细滑为肾精亏虚的表现。本病属胎动不安，证属肾虚。肾气虚不能系胎，胎元不固，故出现胎动不安，予以补肾益气安胎，佐以健脾，方选寿胎丸加减。治以补肾健脾，益气安胎。方中熟地黄、菟丝子补肾益精，肾旺自能荫胎；桑寄生、川续断补肝肾，固冲任，使胎气强壮；阿胶、白芍滋养阴血，使冲任血旺，则胎气自固；白术、太子参健脾益气，以后天养先天，生化气血以化精，先后天同补，加强安胎之功；甘草调和诸药。全方使肾精盛、脾气旺、胎元固。孕后结合患者情况进行辨证加减，患者出现口干，舌红，苔黄而干，考虑脾虚有热所致，治疗在补肾的基础上加养阴清热安胎之石斛、黄芩、麦冬；出现恶心欲吐、口淡考虑为脾虚胃失和降，在补肾安胎的寿胎丸基础上与陈皮竹茹丸加减以健脾和胃，滋阴清热。

【病例3】胎动不安（血热证）

陆某，女，31岁，于2015年1月7日初诊。

主诉：辅助生育技术助孕53天，阴道反复流血10天。

病史：患者自诉末次月经11月15日，月经6天净，量中，色红。于2014年12月4日行辅助生育技术行胚胎移植，移植2个鲜胚，现余2个冻胚。于2014年12月18日胚胎移植第14天查血HCG大于1000U/L，于12月29日开始出现阴道流血，量中，色暗红，无腹痛，无腰酸，经治疗后于2015年1月3日血止。12月30日B超示宫内妊娠，早孕双活胎，宫腔妊娠囊旁液性暗区（5.3cm×3.2cm），考虑胎膜下出血可能，双侧卵巢内无回声，考虑卵巢囊肿可能。于1月5日B超示：宫内早孕，双胎，胚胎存活（按孕囊估计相当于6^{+4}W，

7^{+3}W）；宫腔内液性暗区（4.5cm×4.5cm），双侧卵巢内液性暗区（黄体囊肿？）。现觉得下腹坠胀，阴道少量出血，色暗红，纳差，睡眠可，大便正常，小便频。舌红苔黄腻，脉细滑。

西医诊断：先兆流产。

中医诊断：胎动不安。

辨证：血热证。

治法：补肾益气，清热养血安胎。

方药：当归芍药散合保阴煎加减。

处方：黄芩10g，白术10g，白芍10g，当归身10g，甘草10g，桑叶10g，仙鹤草10g，太子参10g，麦冬10g，五味子5g，墨旱莲10g，阿胶10g（烊化）。7付，日一付，水煎服。

二诊（2015年1月15日）：经治疗后患者已无出血、无腹痛，胃脘胀闷，大便溏烂，纳可，小便调。舌质稍红，苔薄黄，脉细滑。复查B超提示：宫内早孕，双胎，宫腔内液性暗区（2cm×2cm）。继续在此基础上加砂仁5g（后下）治疗7天，复查B超：宫内早孕，双胎，宫腔内液性暗区已经消失。

三诊（2015年1月21日）：上症无腹痛以及阴道流

259

血，胃脘胀闷，恶心欲吐，口淡，口干，舌淡红苔薄白，脉细滑。考虑热已清，现为脾胃虚弱引起的胃气上逆，予以寿胎丸合四君子汤加减补肾健脾益气安胎。处方：党参10g，白术10g，茯苓10g，甘草3g，黄芩10g，续断10g，桑寄生10g，菟丝子10g，葛根10g，陈皮6g，墨旱莲10g，当归10g。15付，日一付，水煎服。经治疗复查B超：宫内早孕，见胎心，液性暗区已经消失。现已经分娩1孩。

按语： 患者孕后出现腹痛、阴道反复流血属于中医的胎动不安。该患者不孕症为痼疾，久病多虚多瘀，虚者多肾气亏虚，瘀者瘀血阻滞，加上行辅助生育技术助孕，湿热之邪乘虚侵袭胞宫冲任，损伤气血容易导致瘀血阻滞，故孕后肾虚不能系胎，瘀血阻滞，血不归经，不能濡养胎元，热迫血妄行，导致胎元不固。舌红苔黄、阴道出血为鲜红色均为热的表现。故该患者诊断为胎动不安，辨证为血热型，治法补肾益气，清热养血安胎；方选当归芍药散合保阴煎加减，方中白术、当归身、白芍补血养血安胎，使胚胎得气血滋养，太子参、麦冬、五味子益气养阴，收敛固摄，使胎有所系，墨旱莲、阿胶滋阴养血安胎，黄芩、仙鹤草、桑叶清热凉血，补中有清，以防热伤冲任，损伤胎气，甘草调和诸药。全方共奏补肾益气，养血安胎之效，肾气得充，气血充实，胎有所养，又凉血安胎，故胎乃安。

【病例4】胎动不安（湿热证）

朱某某，女，29岁，于2014年11月4日初诊。

主诉：孕11周，阴道反复流血30天。

病史：患者自诉既往月经规则，周期30天，末次月经8月15日，月经6天净，量中，色红。停经40天开始出现阴道流血，量少，色鲜红，下腹隐痛，在当地医院保胎治疗12天血止出院，但7天前又开始反复出血至今，现觉得下腹坠胀，阴道少量出血，色暗红，纳差，睡眠可，大便正常，小便频。舌红苔黄腻，脉细滑。B超示宫内妊娠，早孕单活胎。血：HCG

195665.9mIU/ml，P 64.38nmol/L。孕1产0，去年7月孕60天胚胎停育行清宫术。

西医诊断：先兆流产。

中医诊断：胎动不安。

辨证：湿热证。

治法：补肾益气，清热养血安胎。

方药：寿胎丸合二至丸加减。

处方：墨旱莲10g，甘草10g，白芍20g，茯苓10g，桑叶10g，砂仁5g，川续断10g，杜仲10g，桑寄生15g，阿胶10g（烊化），仙鹤草10g。3付，日一付，水煎服。

二诊（2014年11月6日）：经治疗后患者阴道流液，色黄，下腹胀痛，时有咖啡色分泌物，腹痛，胃脘胀闷，大便溏烂，纳可，小便调。舌质稍红，苔薄黄，脉细滑。处方：苍术10g，黄柏10g，陈皮10g，川楝子5g，延胡索（玄胡）10g，茯苓10g，甘草10g，桑寄生20g，川续断10g，菟丝子20g。7付，日一付，水煎服。

三诊（2014年11月13日）：孕12^{+4}W，白带多，呈水样，左附件已胀痛，无咖啡色样分泌物，舌红苔黄腻，脉细滑。考虑血已经止，带下较多，为湿热所致，故治病与安胎并举，予以寿胎丸合三妙散加减补肾健脾，清热祛湿安胎，处方：白芍20g，茯苓10g，甘草10g，黄柏10g，苍术10g，芡实10g，陈皮6g，黄芩10g，柴胡5g，桑寄生10g，桑叶10g，川续断10g。7付，日一付，水煎服。

按语：患者孕后出现腹痛、阴道反复流血属于中医的胎动不安。舌红苔黄、阴道出血为鲜红色均为热的表现。热伏冲任，冲任不固，血海不宁，故时有咖啡色分泌物，下腹胀痛。湿热蕴积于下，损伤冲、任二脉，故带下量多。故该患者诊断为胎动不安，辨证为湿热型。治法补骨益气，清热养血安胎。方选寿胎丸合二至丸加减，方中墨旱莲、仙鹤草补肝肾，收敛止血；白芍养血止痛敛阴；茯苓、砂仁健脾化湿，理气安胎；川续断、杜仲、桑寄生、阿胶补肝肾、祛湿固胎；桑叶清热安胎。陈师曰：孕后阴道少量流血，下腹隐痛属于中医的胎动不安，治疗治病与安胎并举，该患者为湿热所引起的胎动不安，治之以二妙或三妙，因有报道薏苡仁伤胎或致畸，用芡实代之。11月6日加陈皮、川楝子、延胡索（玄胡）、茯苓理气健脾，燥湿止痛。寿胎丸安胎去阿胶。11月13日治疗予二妙、三妙，加祛风行湿药，湿从风去：柴胡、桑叶。加健脾行气之品：白芍，茯苓，陈皮。安胎：寿胎丸去阿胶。全方共奏补肾益气，养血安胎，肾气得充，气血充实，胎有所养，又凉血安胎，故胎乃安。

【病例5】滑胎（肝郁肾虚型）

吴某某，女，30岁，于2013年8月30日初诊。

主诉：连续自然流产2次。

病史：患者自诉有2次自然流产史，分别于2012年1月、9月分别于孕6W、孕8W出现胚胎停育行清宫术，月经规则，周期30天，7天干净，经量中等，经色鲜红，无痛经。末次月经8月10日。现觉得乳房胀痛，时有腰酸，纳可，二便调。孕2产0，患者丈夫弱精，患者封闭抗体阴性，在治疗中。舌淡红，苔薄白，脉弦。

西医诊断：复发性流产。

中医诊断：滑胎。

辨证：肝郁肾虚型。

治法：滋养肝肾，补益气血。

方药：定经汤加减。

处方：当归10g，白芍20g，柴胡10g，白术10g，茯苓10g，甘草10g，山茱萸10g，川续断10g，枸杞子10g，菟丝子10g，麦冬10g。15付，日一付，水煎服。

二诊（2013年10月14日）：月经周期第9天，末次月经10月5日，7天干净，量中，有血块，无痛经，纳差，周期29天。舌淡红，苔薄白，脉弦。考虑经后期，血海空虚，予以补肾填精之左归丸加减。方药：当归10g，白芍20g，甘草10g，川续断10g，杜仲10g，鹿角胶10g（烊化），紫河车10g，白术10g，茯苓10g，枸杞子10g，菟丝子10g。15付，日一付，水煎服。

三诊（2013年11月4日）：月经周期第29天，自11月1日开始阴道有少量咖啡色分泌物，自觉左下腹胀，纳差。于11月3日查血：HCG 204mIU/ml，P 99.92nmol/L。舌淡红，苔薄白，脉细滑。考虑胎动不安为肾虚所致，而且患者有两次自然流产史，予补肾健脾，清热安胎法，方选寿胎丸加减。方药：菟丝子

20g，川续断10g，桑寄生20g，阿胶10g（烊化），白术10g，茯苓10g，墨旱莲10g，甘草10g，桑叶10g，仙鹤草10g，黄芩10g。7付，日一付，水煎服。

四诊（2013年11月8日）：经治疗患者已无腹痛、阴道流血，纳差，舌淡红，苔薄白，脉细滑。查血：HCG 1275IU/L，P 18ng/ml。考虑患者已无阴道出血，在上方基础去掉止血的仙鹤草、桑叶，加白芍20g以补养阴血安胎。7付，日一付，水煎服。

五诊（2013年11月18日）：孕43天，口淡口苦，恶心，食后易腹胀，易饥饿，不喜油腻，晨起为甚，偶腰酸，无腹痛，无阴道流血，舌淡红，苔薄白，脉细滑。于16/11孕41天查B超：子宫内膜厚1.4mm，宫腔见一液暗区大小1.7cm×0.5cm×1.8cm，子宫小肌瘤。血：HCG 31468IU/L，P 111.6nmol/L。考虑脾失健运，胃气上逆引起的妊娠恶阻，予以补肾健脾安胎之寿胎丸合四君子汤加减，方药：菟丝子20g，川续断10g，桑寄生20g，阿胶10g（烊化），杜仲10g，砂仁5g（后下），白术10g，茯苓10g，太子参12g，甘草10g。14付，日一付，水煎服。

六诊（2013年12月2日）：孕8⁺W，觉得口干口苦，余无不适，舌淡红，苔薄白，脉细滑。于30/11查血：HCG 173645IU/L，P 73.32nmol/L。B超：宫内早孕，见心管搏动。继续守上方治疗1月余，患者定期产检，现已分娩1孩。

按语：患者出现连续两次自然流产相当于中医的滑胎。患者因先天禀赋不足，肾气亏虚，肾虚不能系胎，胎元不固故出现屡孕屡堕；肾精亏虚，水不涵木，肝气郁结，乳房为肝经之所过故乳房胀痛；肾虚不能濡养外府则腰酸；舌淡红，苔薄白，脉弦为肾精亏虚的表现。本病属滑胎，证属肝郁肾精亏虚。治疗予以定经汤加减以滋养肝肾，补益气血。方中当归、白芍补血养营调经，白术、茯苓健脾益气，以资气血生化之源，使气生血长；鹿角胶、紫河车、枸杞子、菟丝子补肾养阴，填精补髓；川续断、杜仲补肾强腰，甘草调和诸药。诸药配合，共奏补肾健脾填精之效。并结合月经周期，经前期合逍遥散疏肝健脾理气，使得肾气盛、脾气健、冲任气血充盛，精血调固有子。孕后因肾气虚不能系胎，胎元不固，故出现胎动不安，予以补肾益气安胎，佐以健脾，方选寿胎丸合四君子汤加减。治以补肾健脾，益气安胎，方中何首乌、菟丝子、枸杞子补肾益精，肾旺自能荫胎；山茱萸、桑寄生、川续断补肝肾，固冲任，使胎气强壮；阿胶、当归滋养阴血，使冲任血旺，则胎气自固。白术、茯苓、太子参健脾益气，以后天养先天，生化气血以化精，先后天同补，加强安胎之功。全方使肾精盛、脾气旺、胎元固，则胎安。

【病例6】滑胎（肾虚血瘀证）

郭某某，女，35岁，于2012年11月22日初诊。

主诉：反复自然流产4次。

病史：患者自述于2006年药流1次，2007年右侧输卵管妊娠行腹腔镜保守性手术治疗，盆腔炎治疗半年，于2008年开始有生育要求未孕，2011年1月因"右输卵管不通，子宫内膜异位症，子宫肌瘤，盆腔慢性炎症"在腹腔镜下行子宫肌瘤剔除术和盆腔粘连松解术，术后半年至今已经出现自然流产4次，分别于2011年6月、9月、12月以及2012年8月均于孕40～50天"生化"。既往月经规则，周期26～30天，经期4～7天，末次月经11月20日，经量中等，有血块，经行下腹隐痛，腰酸，纳可，二便调，舌淡暗苔薄白，脉沉细。B超提示：子宫小肌瘤。

西医诊断：复发性流产。

中医诊断：滑胎。

辨证：肾虚血瘀证。

治法：补肾健脾养血固冲。

方药：补肾固冲汤加减。

处方：何首乌20g，枸杞子20 g，菟丝子20g，覆盆子10g，巴戟天10g，茯苓10g，当归10g，白芍20g，鹿角胶10g（烊化），山茱萸10g，麦冬10g，太子参12g。12付，日一付，水煎服。

二诊（2012年12月7日）：月经周期第17天，无不适，舌淡暗苔薄白，脉沉细。因舌淡暗，考虑肾阳不足，且有瘀血，治予补肾健脾壮阳，加以养血活血，方药：淫羊藿（仙灵脾）10g，仙茅10g，菟丝子10g，白芍20g，当归10g，香附10g，甘草5g，川续断10g，白术10g，桑寄生20g，丹参12g。15付，日一付，水煎服。

三诊（2013年1月13日）：月经周期第15天，末次月经12月28日，周期39天，经行5天干净，量中，有少量血块，余无特殊不适，舌淡暗苔薄白，脉沉细。考虑排卵期，予当归芍药散合寿胎丸加减补肾养血，固冲调经。处方：黄芪20g，太子参12g，白术10g，茯苓10g，甘草10g，菟丝子20g，川续断10g，桑寄生20g，当归10g，香附10g，覆盆子10g，川芎5g。12付，日一付，水煎服。

四诊（2013年3月11日）：停经37天，末次月经2月4日，无不适。尿HCG：阴性。舌淡暗苔薄白，脉细滑。考虑患者备孕中，予当归芍药散合寿胎丸加减补肾养血，固冲安胎，予当归芍药散合寿胎丸加减。方药：菟丝子20g，巴戟天10g，甘草10g，川续断10g，桑寄生10g，阿胶10g（烊化），当归10g，白芍20g，白术10g。7付，日一付，水煎服。

五诊（2013年3月18日）：停经44天，末次月经2月4日，周期39天，无不适。尿HCG：阳性。舌淡暗苔薄白，脉细滑。患者摄精成孕，考虑多次滑胎气血损伤，阴血不足，予补肾养血，固冲安胎，方用寿胎丸合生脉散加减，方药予以人参10g，开水焗服，日一付。中药内服：菟丝子10g，川续断10g，桑寄生20g，阿胶10g（烊化），白芍20g，太子参10g，党参12g，白术10g，茯苓10g，墨旱莲10g，甘草10g。14付，日一付，水煎服。

六诊（2013年4月1日）：停经58天，觉体倦乏力，无腹痛以及阴道流血，舌淡暗，苔薄白，脉细滑。血：HCG 14347IU/L，P 69nmol/L。B超：孕囊21mm×16mm×16mm，有胚芽和胎心。考虑患者妊娠合并子宫肌瘤，舌淡暗为脾肾两虚，夹有瘀血，予补肾健脾，养血安胎，方用寿胎丸合当归芍药散加减，方药：菟丝子20g，川续断10g，桑寄生20g，阿胶10g（烊化），白芍20g，当归身5g，党参12g，白术10g，茯苓10g，泽泻10g，甘草10g。在此基础上守方加减治疗2个月，患者孕13周立产卡定期产检，于2013年11月17日顺产1男婴。

按语：患者反复胚胎停育4次属于中医的滑胎。师曰：患者舌淡，苔薄，脉沉细为肾气不足之征。舌暗说明患者有瘀血，具体表现在患者多次手术损伤气血，而且有子宫内膜异位症、子宫肌瘤等癥痕之征。手术损伤肾气，肾气亏虚，肾虚封藏不固，冲任不固，胎失系载，故屡孕屡堕；腰为肾府，肾主骨生髓，肾虚则腰酸腿软；髓海不足，则头晕耳鸣，面色晦暗。故本病诊断为：滑胎，辨证为肾虚血瘀型，治则在补肾健脾壮阳的基础上予以活血化瘀，孕前予以左归丸加减，方中何首乌、山茱萸、枸杞子滋肾而益精血，当归、白芍养血调经，太子参、麦冬益气养阴，茯苓健脾益气以资后天生化之源，菟丝子、巴戟天、覆盆子补肾壮阳，加鹿角胶等血肉之品填精养血，大补奇经。全方共奏滋肾养血调经之效，并结合月经周期进行治疗，经后期予以补肾养阴；排卵后补肾健脾活血，加丹参、川芎、香附等活血养血之品，使得精血充足，冲任得滋，自能受孕。孕后根据中医治未病原则，未病先防，孕后又恐患者屡孕屡堕，予以补肾健脾，固冲安胎的寿胎丸合当归芍药散加减，方中菟丝子、川续断、桑寄生补肾益精髓，固冲安胎；当归身、白芍、阿胶滋肾填精养血而安胎；党参、白术、茯苓健脾益气以资化源。全方合用，使肾气健旺，胎有所系，载养正常，则自无堕胎之虑。

【病例7】癥瘕、胎动不安

甘某某，女，37岁，于2014年12月11日就诊。

主诉：停经39天，下腹隐痛，腰酸1周。

病史：患者自诉婚后未避孕未孕2年，性生活正常，月经13岁初潮，月经周期28～30天，经期5～7天，末次月经2014年11月2日，月经量少，色鲜红，经行下腹胀痛。现觉腰酸，五心烦热，夜寐欠佳，大便2日一行，量少，小便色黄。舌红苔少，脉沉细。孕0产0。B超提示子宫多发性小肌瘤，监测卵泡提示卵泡发育不良，经治疗后卵泡发育成熟。于2个月前诊为高泌乳素血症，现服用溴隐亭，每天1片维持量。尿HCG（+）。

西医诊断：①早期先兆流产；②子宫肌瘤。

中医诊断：①胎动不安；②癥瘕。

辨证：阴虚血热型。

治法：补肾安胎，养阴清热。

方药：寿胎丸合生脉散加减。

处方：菟丝子10g，川续断10g，桑寄生10g，阿胶10g（烊化），白芍20g，甘草10g，茯苓10g，黄柏10g，太子参20g，麦冬10g，白术10g。7付，日一付，水煎服。

二诊（2014年12月18日）：孕46天，觉腰酸、下腹隐痛，大便2日一行，口干，尿黄。查血：β-HCG 38541.11IU/L，P 25.96ng/ml，E 261.71pg/ml。舌红苔少，脉细滑。考虑妊娠腹痛，予以当归芍药散合寿胎丸加减。处方：太子参20g，菟丝子10g，白术10g，茯苓10g，甘草10g，阿胶10g（烊化），桑寄生10g，白芍10g，北黄芪10g，当归身10g。7付，日一付，水煎服。

三诊（2014年12月25日）：孕53天，服上药腹痛腰酸缓解，觉口干、尿黄，纳寐可，舌红苔少，脉细滑。昨日查血：β-HCG 87731.25IU/L，P 42.54ng/L。B超：宫内早孕，见胎芽、胎心，子宫多发实质性占位。守上方出入治疗2周，患者胎儿发育良好，定期产检。

按语：患者因"停经39天，下腹隐痛，腰酸1周"就诊，属于中医的胎动不安，下腹有子宫肌瘤相当于中医的癥瘕。肾阴亏损，阴虚内热，热扰冲任，胎元不系则出现胎动不安；而且孕后因有癥瘕瘀血阻滞，气血运行不畅，则不能荣养胎元则出现胎动不安；治疗予以寿胎丸合当归芍药散加减补肾养血、固肾安胎。方中菟丝子补肾益精，固摄冲任，肾旺自能荫胎；桑寄生、川续断补益肝肾，养血安胎；阿胶补血；加当归身、白芍养血和血柔肝；北黄芪、太子参健脾益气；茯苓、白术健脾以益生化之源；使气血充沛，运行调畅，以收安胎之效。

【病例8】不孕症移植后安胎（脾肾两虚）

陈某，女，45岁，于2013年12月20日初诊。

主诉：不避孕不孕10年，IVF失败四次，拟明日取卵，要求移植后用药。

病史：患者自诉婚后未避孕未孕已经10年，7年前开始行辅助生育技术助孕，已经四次移植，其中1次孕3月胚胎停育行清宫术，其余3次不着床，无冻胚待移植，第二次取卵于13年，取5个，配成4个囊胚，移植3个囊胚（第四次移植）不成功，拟重新启动辅助生殖技术助孕。月经13岁初潮，周期推后40～45天一行，量偏少，无痛经。LMP：11月14日。4天干净，经量中等，于20/11已予达菲林行第2周期降调。拟明日取卵，要求移植后用药。舌淡苔薄白，脉沉细。孕0产0。

西医诊断：不孕症。

中医诊断：①不孕症；②月经后期。

辨证：脾肾两虚。

治法：补肾健脾，养血安胎。

方药：寿胎丸合当归芍药散加减。

处方：川续断10g，桑寄生10g，阿胶10g（烊化），白芍10g，菟丝子10g，何首乌10g，当归身10g，白术10g，太子参10g，麦冬10g。14付，日一付，水煎服。

二诊（2014年1月10日）：移植后第15天，无不适，于昨天（9/1）查血：HCG 1212mIU/ml，P＞40ng/ml，舌淡苔薄白，脉细滑。考虑患者既往有胎停史，系肾气虚不能系胎，胎元不固，继续予以寿胎丸合四君子汤加减以补肾健脾，益气安胎。方药：菟丝子10g，川续断10g，桑寄生10g，阿胶10g（烊化），白术10g，茯苓10g，白芍10g，甘草10g，生党参12g，麦冬10g，淮山药10g，石斛10g。14付，日一付，水煎服。

三诊（2014年1月24日）：移植后29天，3天前开始觉恶心欲吐，余无不适，纳欠佳，夜寐可，二便调。舌淡红，苔薄白，脉细滑。B超提示：宫内早孕，见胎心、胎芽，多发性子宫肌瘤。考虑妊娠合并子宫肌瘤，肾虚血瘀，予以寿胎丸合当归芍药散加减补肾健脾，养血安胎。方药：白芍20g，当归身10g，白术10g，茯苓10g，桑寄生10g，续断10g，菟丝子10g，阿胶10g（烊化），淮山药10g，太子参12g。15付，日1付，水煎服。在此基础上，守方出入至孕12周，定期产检，患者已经顺产1孩。

按语：该患者婚后10年不孕属于不孕症。根据患者的月经后期、经量偏少、不孕，舌淡、脉沉考虑患者脾肾两虚。肾虚冲任虚衰，不能摄精成孕，而致不孕；冲任失调，血海失司，故月经后期，量少。舌淡苔薄白，脉沉细均为脾肾两虚的表现。治则补肾健脾养血，方选寿胎丸合当归芍药散加减。针对胚胎移植不着床，调理子宫，方选当归芍药散，移植后予以未病先防，予以寿胎丸合四君子汤加减补肾健脾安胎，并加当归、白芍予以养血和血，使得肾气盛，脾气健，冲任气血充盛，故有子。

【病例9】单角子宫、输卵管堵塞，IVF失败2次——IVF异位妊娠术后胎动不安

韦某某，女，34岁，于2014年8月8日就诊。

主诉：未避孕未孕2年，辅助生育技术助孕胚胎停育2次。

病史：患者自诉于2010年人流1次，2012年开始未避孕未孕，月经14岁初潮，周期21～22天，经期3天，经量中等，经色鲜红，末次月经7月20日，经行第3天干净，经量偏少，经行下腹痛。因"单角子宫、输卵管堵塞、丈夫弱精症"于2012年、2013年行辅助生殖技术助孕移植胚胎2次，均因胚胎停育行清宫术。患者纳寐可，二便调，舌淡红苔薄白，脉沉细。孕3产0人流1次。HSG提示：双侧输卵管通畅。

西医诊断：继发性不孕。

中医诊断：不孕症。

辨证：肾虚证。

治法：滋肾养血，调补冲任。

方药：左归丸加减。

处方：续断10g，甘草10g，香附10g，当归10g，川芎10g，山茱萸10g，枸杞子10g，菟丝子10g，白芍10g，鹿角胶10g（烊化），紫河车10g。15付，水煎服，日一付。

二诊（2014年8月25日）：现月经周期第11天，于8月15日经行，经行4天干净，经量较前增多，下腹胀，纳可，睡眠欠佳，二便调。舌淡红，苔薄白，脉沉细。于8月22日行宫腔镜检查：提示单角子宫。因经后期，予以左归丸加减补养肝肾。处方：山茱萸10g，何首乌20g，白芍20g，甘草10g，熟地黄20g，鹿角胶10g（烊化），枸杞子10g，菟丝子10g，覆盆子10g，白术10g，茯苓10g。15付，水煎服，日一付。

三诊（2014年9月10日）：于10月9日经行，现经行第2天，经量中等，经色鲜红，无痛经，周期25天，夜寐欠佳，纳可，二便调。舌淡红，苔薄白，脉沉细。查性激素六项、甲状腺功能均正常。经后期予以补肾养阴，方选左归丸加减。处方：山茱萸10g，何首乌20g，白芍20g，甘草10g，女贞子10g，鹿角胶10g（烊化），枸杞子10g，知母10g，麦冬10g，紫河车10g，地骨皮10g。12付，日一付，水煎服。

四诊（2014年9月22日）：月经周期第13天，现服用克龄蒙已经第2周期，夜寐欠佳，余无不适，舌淡红，苔薄白，脉沉。考虑排卵期，补肾养血活血调经，方选左归丸加减。处方：菟丝子10g，枸杞子10g，覆盆子10g，生地黄10g，地骨皮10g，巴戟天10g，龟甲10g，鹿角胶10g（烊化），紫河车10g，山茱萸10g，太子参10g，麦冬10g，甘草6g。12付，日一付，水煎服。

五诊（2014年10月8日）：现月经周期第5天，于10月4日经行，经量中等，经行下腹胀，现仍有少量经血，纳可，睡眠欠佳，二便调。舌淡红，苔薄白，脉沉细。因经后期，予以左归丸加减补养肝肾。处方：山茱萸10g，何首乌20g，白芍20g，枸杞子10g，龟甲

10g，甘草10g，麦冬20g，覆盆子10g，山药10g。15付，水煎服，日一付。

六诊（2014年10月24日）：现月经周期第21天，于10月4日经行，5天干净，经量中等，经色鲜红，无痛经，周期25天，近1周下腹胀痛，腰酸胀，夜寐欠佳，纳可，二便调。舌淡红，苔黄腻，脉沉细。B超提示：单角子宫，子宫内膜7.8mm。经前期予以补肾养阴壮阳，方选二仙汤加减。处方：巴戟天10g，淫羊藿（仙灵脾）20g，当归10g，龟甲10g，续断10g，薏苡仁10g，藿香5g，白术10g，何首乌10g，甘草10g。12付，日一付，水煎服。

七诊（2014年11月5日）：月经周期第8天，于10月29日经行，3天干净，经量偏少，经色鲜红，无痛经，周期25天，觉下腹胀痛，腰酸胀，夜寐欠佳，纳可，二便调。舌淡红，苔黄腻，脉沉细。考虑经后期，补肾养血调经，方选左归丸加减。处方：菟丝子10g，枸杞子10g，覆盆子10g，生地黄10g，地骨皮10g，巴戟天10g，龟甲10g，鹿角胶10g（烊化），紫河车10g，山茱萸10g，太子参10g，麦冬10g，甘草6g。12付，日一付，水煎服。

八诊（2014年11月14日）：现月经周期第17天，于10月29日经行，3天干净，经量偏少，经色鲜红，无痛经，周期25天，觉下腹胀痛，腰酸胀，夜寐欠佳，纳可，二便调。舌淡红，苔黄腻，脉沉细。B超提示：单角子宫，子宫内膜9.4mm。经前期予以补肾养阴壮阳，方选二仙汤加减。处方：巴戟天10g，川芎10g，当归10g，白芍10g，菟丝子10g，枸杞子10g，何首乌10g，覆盆子10g，陈皮10g，白术10g，茯苓10g，生党参10g。15付，日一付，水煎服。

九诊（2014年12月1日）：月经周期第8天，于11月24日经行，5天干净，经量较前明显增多，经色鲜红，无痛经，周期25天，明天拟予以促排，夜寐欠佳，纳可，二便调。舌淡红苔黄腻，脉沉细。考虑经后期，补肾养血调经，方选左归丸加减。处方：当归10g，白芍20g，续断10g，熟地黄10g，山茱萸10g，桑椹10g，黄精10g，菟丝子10g，鹿角胶10g（烊化），枸杞子10g，甘草6g。7付，日一付，水煎服。

十诊（2014年12月8日）：现月经周期第15天，于11月24日经行，今日为促排第7天，促排后第5天B超提示：单角子宫，子宫内膜8mm，觉下腹胀痛，腰酸胀，夜寐欠佳，纳可，二便调。舌淡红苔黄腻，脉沉细。考虑促排期予以补肾健脾助卵泡发育，处方：白术10g，茯苓10g，甘草10g，川芎10g，当归10g，菟丝子10g，枸杞子10g，覆盆子10g，鹿角胶10g（烊化），山茱萸10g。15付，日一付，水煎服。

十一诊（2014年12月12日）：月经周期第19天，于11月24日经行，5天干净，昨天已经取卵5个，现觉得下腹胀痛，纳可，睡眠可，大便正常，1～2次，小便频。拟予以移植，予以补肾健脾安胎，方选寿胎丸合当归芍药散加减。处方：菟丝子10g，白芍10g，续断10g，桑寄生10g，枸杞子10g，当归10g，白术10g，阿胶10g（烊化），川楝子10g，砂仁5g（后下）。7付，日一付，水煎服。

十二诊（2014年12月26日）：移植后第12天。昨天查尿HCG：阳性。现觉下腹偶有胀痛，腰酸胀，夜寐欠佳，纳可，二便调。舌淡红，苔少，脉细略滑。考虑孕后继续予以补肾健脾安胎，处方在上方基础加石斛10g。10付，日一付，水煎服。

十三诊（2015年1月7日）：移植后第24天。于28/12查血：HCG 1896mIU/ml，P 40ng/ml。现觉下腹

偶有胀痛，腰酸胀，无阴道流血，夜寐欠佳，纳可，二便调。舌淡红，苔黄腻，脉细略滑。因舌红苔黄，考虑孕后阴血下聚养胎，阴虚血热，在补肾健脾安胎基础上加清热养阴之品，处方在上方基础加茯苓10g，黄芩10g，墨旱莲10g。14付，日一付，水煎服。

十四诊（2015年1月26日）：移植后第43天。于14/1移植后31天，B超提示：宫内单活胎，右侧输卵管异位妊娠，于当日行腹腔镜手术。于23/1移植后40天，B超提示：单角子宫，宫内单活胎。于17/1查血：HCG 84776mIU/ml，P 54.9ng/ml，现觉下腹偶有胀痛，腰酸胀，无阴道流血，夜寐欠佳，纳可，二便调。舌淡红，苔黄腻，脉细略滑。考虑手术损伤气血，予以补肾健脾养血安胎，继续方选寿胎丸合当归芍药散加减。处方：菟丝子10g，白芍10g，续断10g，桑寄生10g，川楝子10g，当归10g，白术10g，砂仁5g（后下）。15付，日一付，水煎服。

十五诊（2015年2月9日）：孕11周，现觉下腹偶有胀痛，无腰酸胀，夜寐欠佳，纳差，大便2～3日一行，小便调。舌淡红，苔少，脉滑。1/2B超提示：宫内单活胎，单角子宫。继续予以补肾健脾安胎，处方在上方基础加太子参10g。20付，日一付，水煎服。

十六诊（2015年3月2日）：孕14周，时觉下腹胀痛，无腰酸胀，无阴道流血，夜寐欠佳，纳可，二便调。舌淡红，苔薄白，脉滑。考虑舌淡为阳虚所致，在上方基础加艾叶10g继续补肾健脾安胎。15付，日一付，水煎服。

按语：患者未避孕未孕2年，辅助生育技术助孕胚胎停育2次属于中医的不孕症。根据患者月经先期、月经量偏少，舌淡红，脉沉细，而且为单角子宫考虑为肾虚所致。肾精亏虚，冲任虚衰不能摄精成孕，故不孕；肾精不足，封藏不固故月经先期，月经量偏少，经色暗淡；肾精不足，不能荣养其颜面故面色晦暗；舌淡红，脉沉细均为肾虚的表现。故本病诊断为不孕症，辨证为肾虚型。治则补肾养血调经，方选左归丸加减。该患者单角子宫、输卵管梗阻行辅助生育技术助孕，方中当归、川芎、白芍、熟地黄补养阴血，茯苓、白术健脾以资气血生化之源，何首乌补肾养血，菟丝子、枸杞子、覆盆子、山茱萸、鹿角胶补肾填精，甘草调和诸药，全方共奏补肾养血填精之效。在此基础上结合中药调周方法，经后期补肾养阴，排卵后在补肾养阴填精的基础上加温肾壮阳的巴戟天、淫羊藿（仙灵脾），根据中医治未病的原则，在移植时因损伤内膜以及异位妊娠腹腔镜术后损伤气血，故在移植后予以补肾健脾，益气养血安胎的寿胎丸合当归芍药散加减治疗。方中菟丝子、川续断、桑寄生补肾安胎，白术、茯苓健脾以资气血生化之源以养胎，当归、白芍养血安胎，川楝子疏肝理气，砂仁健脾理气，甘草调和诸药，使得肾气盛，脾气健，气血健旺则胎安。

【病例10】IVF中医助孕（借卵）

冯某某，女，48岁，于2014年12月5日就诊。

主诉：自然流产后未避孕未孕4年，停经63天。

病史：患者自述既往月经规则，周期35天，经期3～4天，经量中，无血块，无痛经，末次月经2014年

10月1日，现已经停经2个月，经未行，无不适，拟于明年5月行辅助生育技术借卵助孕，要求中药调理。舌淡红，苔薄白，脉沉。孕2产0，于2008年、2010年孕45天自然流产。妇检：子宫、附件未见异常。

西医诊断：①围绝经期综合征；②不孕症。

中医诊断：①月经后期；②不孕症。

辨证：肾虚型。

治法：补肾填精，调经固冲。

方药：桃红四物汤加减。

处方：川续断10g，甘草10g，当归10g，川芎10g，鹿角霜10g，牛膝10g，益母草10g，红花10g，香附10g，菟丝子10g。7付，日一付，水煎服。

二诊（2014年12月19日）：经未行，纳可，无不适。B超：Em 9mm，LF 1.7cm×1.4cm。继续予以活血化瘀通经之桃红四物汤加减。处方：当归10g，白芍10g，川芎10g，菟丝子10g，桃仁10g，枸杞子10g，牛膝10g，丹参10g，赤芍10g，艾叶10g。7付，日一付，水煎服。

三诊（2014年12月24日）：昨日经行，经量中等，无痛经，无血块，现无不适，纳可，夜寐可，二便调。

舌淡红，苔薄白，脉沉细。考虑经后期予以补肾养阴填精，予以左归丸加减，处方：山茱萸10g，甘草10g，何首乌20g，枸杞子10g，覆盆子10g，菟丝子10g，白芍10g，山药10g，鹿角胶10g（烊化），黄芪20g，紫河车10g。12付，日一付，水煎服。

四诊（2015年1月7日）：月经周期第12天，无不适，舌淡红，苔薄白，脉沉细。考虑排卵期，予以补肾温阳，处方：巴戟天10g，淫羊藿（仙灵脾）10g，白芍10g，枸杞子10g，菟丝子10g，山茱萸10g，山药10g，何首乌20g，续断10g，紫河车10g。15付，日一付，水煎服。

五诊（2015年2月4日）：停经30天，经未行，脉细。处方：黄芪20g，生党参20g，白术10g，茯苓10g，当归10g，川芎10g，山茱萸10g，鹿角胶10g（烊化），枸杞子10g，覆盆子10g，菟丝子10g，丹参10g。15付，日一付，水煎服。

六诊（2015年6月24日）：停经2月余，经未行，有行冻胚移植计划，脉细弦。考虑肾气亏虚，血海不能按时满溢，故月经后期，治以补肾填精，活血通经，处方：山茱萸10g，鹿角胶10g（烊化），当归10g，川芎10g，茯苓10g，川续断10g，枸杞子10g，覆盆子10g，菟丝子10g，紫河车10g，丹参10g。10付，日一付，水煎服。

七诊（2015年7月6日）：经治疗后，经未行，无不适。在上方基础加桃仁10g，红花10g。7付，日一付，水煎服。

八诊（2015年7月15日）：经未行。查B超：子宫内膜1.6cm。觉下腹胀痛、腰酸胀，舌淡，苔薄白，脉沉细。继续予以补肾活血通经，处方：桃仁10g，红花10g，赤芍10g，当归10g，川芎10g，川续断10g，太子参10g，鹿角胶10g（烊化），牛膝10g，益母草10g，丹参10g，牡丹皮10g，艾叶10g，川楝子10g，紫河车10g。14付，日一付，水煎服。

九诊（2015年8月20日）：于7月29日经行，于8月17日移植1个冻胚，现胚胎移植第4天，无不适，舌淡红，苔薄白，脉沉弱。考虑移植后予以补肾健脾益气安胎，方选寿胎丸合四君子汤加减。处方：黄芪20g，生党参20g，白术10g，茯苓10g，甘草10g，菟丝子10g，川续断10g，桑寄生10g，阿胶10g（烊化），石斛10g。7付，日一付，水煎服。同时予以黄体酮注射液40mg，肌注，日行一次。

十诊（2015年8月27日）：胚胎移植第11天，无不适，舌淡红，苔薄白，脉细滑。继续予以补肾健脾益气安胎，方选寿胎丸合四君子汤加减，上方加黄芩10g。7付，日一付，水煎服。同时予以黄体酮注射液40mg，肌注，日行一次。补佳乐2片，每日2次。

十一诊（2015年9月2日）：胚胎移植第16天，觉腰酸，余无不适，舌淡红，苔薄白，脉细滑。查尿HCG：阳性。血：HCG 11514mIU/ml，P 5.79ng/ml，继续予以补肾健脾益气安胎，方选寿胎丸合四君子汤加减，上方去黄芩、石斛，加杜仲10g，何首乌10g。7付，日一付，水煎服。同时予以黄体酮注射液40mg肌注，日行一次。补佳乐2片，每日2次。

十二诊（2015年9月7日）：胚胎移植第23天，觉腰酸，阴道少量流血半天，舌淡红，苔薄白，脉细滑。查尿HCG：阳性。血：HCG 31790mIU/ml，P 17.14ng/ml。B超：宫内见孕囊，形态不规则，见卵黄囊及少许胚芽，未见胎心。考虑患者年龄已经48岁，肾气渐衰，肾虚则冲任受损，不能维系胎元，胎元不固则胎动不安，继续予以补肾健脾益气安胎，方选寿胎丸合四君子汤加减，上方加墨旱莲10g，女贞子10g。7付，日一付，水煎服。同时予以黄体酮注射液60mg，肌注，日行一次。补佳乐2片，每日2次。

十三诊（2015年9月13日）：胚胎移植第30天，经治疗已无阴道流血，腰酸缓解，纳可，二便调。考虑治疗后病情好转，继续予以补肾健脾益气安胎，方选寿胎丸合当归芍药散加减。处方：菟丝子10g，川续断10g，桑寄生10g，白芍20g，麦冬10g，当归10g，阿胶10g（烊化），白术10g，太子参20g，石斛10g，淮山药15g，甘草10g。5付，日一付，水煎服。

十四诊（2015年9月18日）：胚胎移植第35天，经治疗已无阴道流血，腰酸缓解，口干，盗汗，恶心，纳可，二便调。舌质稍红，苔薄白，脉细滑。考虑患者口干，盗汗，舌红为阴虚所致，在补肾健脾益气安胎基础上加养阴清热之品，方选寿胎丸合二至丸加减。处方：菟丝子10g，川续断10g，桑寄生10g，白术20g，女贞子10g，墨旱莲10g，阿胶10g（烊化），桑叶10g，竹茹10g，石斛10g，甘草10g。7付，日一付，水煎服。

十五诊（2015年9月25日）：胚胎移植第42天，经治疗口干、盗汗缓解，觉恶心欲吐，纳差，二便调。舌质稍红，苔黄腻，脉细滑。血：HCG 225000mIU/ml，P 25.3ng/ml。考虑患者恶心欲吐、纳差为脾虚所致，在补肾安胎基础加健脾益气之品，方选寿胎丸合异功散加减，处方：菟丝子10g，川续断10g，桑寄生10g，阿胶10g（烊化），白术20g，竹茹10g，法半夏10g，陈皮10g，太子参10g，石斛10g，甘草10g。14付，日一付，水煎服。

十六诊（2015年10月10日）：孕10周，偶有恶心呕吐，大便稍干，纳寐可，二便调。舌质稍红，苔少，脉细滑。考虑患者恶心欲吐，纳差为脾虚所致，在补肾安胎基础上加健脾益气之品，方选寿胎丸合异功散加减。处方：菟丝子10g，川续断10g，桑寄生10g，黄芪20g，石斛10g，阿胶10g（烊化），沙参10g，太子参10g，山药10g，甘草10g。7付，日一付，水煎服。

按语：该患者自然流产后未避孕未孕4年，停经63天，属于中医的不孕症，月经后期。该患者年已48岁，肾气已衰，冲任气血亏虚，血海不能按时满溢故月经后期；肾气亏虚，不能摄精成孕故不孕。《素问·上古天真论》曰："女子……七七，任脉虚，太冲脉衰少，天癸竭，地道不通，故形坏而无子也。"舌淡苔薄白，脉沉说明肾阳虚。故辨证为肾阳虚证。治法补肾填精，调经固冲。方选桃红四物汤加减，方中当归、川芎、红花、香附养血行气活血，川续断、鹿角霜、菟丝子补肾填精壮阳，益母草、牛膝引血下行，甘草调和诸药。加用紫河车、鹿角胶等血肉有情之品补肾填精，使冲任气血充盛则经行，并结合周期治疗，经后予以补肾养阴，排卵后补肾壮阳，经前期活血化瘀通经，在此基础上通过借卵后予以胚胎移植，出现腰酸、阴道流血属于中医的胎动不安，考虑为脾肾两虚所致，治予补肾健脾、益气安胎之寿胎丸合四君子汤加减，方中菟丝子补肾益精，固摄冲任，肾旺自能荫胎，桑寄生、川续断补益肝肾，养血安胎；阿胶补血；生党参、黄芪、白术、茯苓健脾益气安胎，通过补益后天脾胃资气血生化之源以补先天；石斛

养阴生津；甘草调和诸药；以达补肾养血，固冲安
胎之效，气血充盛，则胎有所养。

【病例11】滑胎（肾虚型）

陆某某，女，41岁，干部，于2013年11月28日
就诊。

主诉：反复自然流产5次。

病史：患者自诉于2004年至2006年3次胚胎停育，
2009～2011年再次出现胚胎停育2次，5胎均孕12周
内，无胎心。月经13岁初潮，既往月经规则，周期28
天，经期3～5天，末次月经11月7日，经量偏少，经
色暗红，无痛经。查：夫妇双方染色体正常，B超有优
势卵泡，子宫内膜在7mm以内，因"宫腔粘连"行宫
腔镜下宫腔粘连分离＋放环治疗。现已取环2年，曾用
中医药治疗内膜均不长，爱人精液检查基本正常。现
时觉头晕耳鸣，腰酸膝软，面色晦暗，舌胖苔白腻，
脉弦滑。

西医诊断：复发性流产。

中医诊断：滑胎。

辨证：肾虚型。

治法：补肾填精益髓。

方药：归芍地黄丸加减。

处方：白芍20g，当归10g，熟地黄20g，山茱萸10g，紫河车10g，鹿角胶10g（烊化），白术10g，茯苓10g，陈皮10g，淮山药20g。10付，日1付，水煎服。

二诊（2013年12月4日）：月经周期第27天，现觉腰酸，无腹痛，无阴道流血，纳可，夜寐可，二便正常，白带稍多。舌淡胖，苔薄白，脉细弦。尿HCG：阳性。血（2/12）：P＞190.8nmol/L，HCG 113.3mIU/ml。考虑患者5次胚胎停育为脾肾两虚所致，治以补肾健脾，益气安胎，方选补肾固冲丸加减。处方：黄芪20g，生党参10g，白术10g，菟丝子20g，川续断10g，当归身10g，杜仲10g，阿胶10g（烊化），桑寄生10g，甘草10g，陈皮5g，茯苓10g，白芍20g。14付，日一付，水煎服。

三诊（2013年12月18日）：患者觉得恶心欲吐，余无不适，舌淡，苔薄白，脉细滑。血（17/12）：HCG $3.3×10^4$mIU/ml，P 190.8nmol/L。B超提示：宫内早孕，见胎心。继续守方治疗至孕12周，患者现已经顺产1孩。

按语：患者反复胚胎停育5次属于中医的滑胎。患者肾气亏虚，肾虚封藏不固，冲任不固，胎失系载，故屡孕屡堕；冲任失调，血海失司，故月经量少；腰为肾府，肾主骨生髓，肾虚则腰酸腿软；髓海不足，则头晕耳鸣，面色晦暗。舌淡，苔薄，为肾气不足之征。故本病诊断为：滑胎，辨证为肾虚型，治则补肾固冲安胎，孕前予以归芍地黄丸加减，方中熟地黄、山茱萸滋肾而益精血，当归、白芍养血调经，淮山药、白术、茯苓健脾益气以资后天生化之源，陈皮理气安胎，使补而不滞，加鹿角胶、紫河车等血肉之品填精养血，大补奇经。全方共奏滋肾养血调经之效，精血充足，冲任得滋，自能受孕。孕后予以补肾固冲安胎的补肾固冲丸加减，方中菟丝子、川续断、桑寄生、杜仲补肾益精髓，固冲安胎；当归身、白芍、阿胶滋肾填精养血而安胎；生党参、白术、茯苓健脾益气以资化源；陈皮理气安胎，使补而不滞；甘草调和诸药。全方合用，使肾气健旺，胎有所系，载养正常，则自无堕胎之虑。

第三节　陈慧侬教授补肾活血法治疗不孕症经验总结

肾主生殖，女子以血为用，肾与血关系密切，肾藏精、精生血、血化精，肾与血相互资生、依存，反之，肾与血的病理变化必然导致肾虚必"血瘀"，血瘀必肾虚。

一、精血同源的生理基础

1.肾和血与女性内、外生殖器官、第二性征关系密切

肾与血关系密切。《素问·上古天真论》曰："女子七岁，肾气盛，齿更发长；二七而天癸至，任脉通，太冲脉盛，月事以时下，故有子"。肾气充沛，阴阳平衡，天癸泌至，冲任通畅，气血调和，胞宫充溢，则

月事以时下，第二性征发育，因此肾和血与女性内、外生殖器官、第二性征关系密切。妇科的血为肾精之所化，而非水谷运化以后化生而成的。一个健康的人，七岁前男女并无第二性征的差别，只有到了七岁以后肾气盛，天癸至，出现乳房发育，月经的来潮，月经就是肾精所化。肾气盛，才会有血的出现，这与女性生理关系密切。

2. 女性的经、带、胎、产、乳与肾之藏精，精之生血，视为女性生理产生的根本

妇人以血为本，经、孕、产、乳皆以血为用。《灵枢•五音五味》曰"今妇人之生，有余于气，不足于血，以其数脱血也"，首次提出女性的一生与气血关系密切。宋代陈自明则在《妇人大全良方》中第一次提出"妇人以血为本"的学术观点。《校注妇人良方•产宝方序论》曰："然妇人以血为基本，苟能谨于调护，则血气宜行，其神自清，月水如期，血凝成孕"。血是构成和维持人体生命活动的基本物质之一，《素问》强调说："人之所有者，血与气耳"。水谷精微和肾精是构成血液的两个方面，《难经》说"血主濡之"，指的

是血在脉管中循行，外达皮肉筋骨，内至五脏六腑，如环无端，运行不止，不断对全身各脏腑、组织、器官进行濡养和滋润，维持其正常的生理功能。血与女性的生理病理关系尤为密切。若气血调和，则月经按期而至，经量充盈；若各种病因引起女子血虚或血瘀，"虚则无血可下，瘀则血不得下"，均可影响到月经的正常来潮而导致不孕症。

3. 肾与血相互资生、依存，反之，肾与血的病理变化必然导致肾虚必"血瘀"，血瘀必肾虚

肾与血关系密切。肾藏精，肝藏血，精能生血，血亦可化精，精血之间存在着相互滋生、相互转化的关系，故又有"精血同源"之说。肾气是血的化生与运行的原动力，清代张璐在《张氏医通》中曰："气不耗，归精于肾而为精；精不泄，归精于肝而化清血"，肾气充足，血液化生有源；另一方面，肾精、肾气的充盛亦有赖于血液的滋养。肾精肝血，一荣俱荣，一损俱损，休戚相关。肾为先天之根本，女性以血为基本，女性的生理病理由肾和血共同所主，肾与血在女性生理病理中起着决定性作用。

二、肾虚血瘀的病理特点

若先天禀赋不足，多产房劳损伤肾气，肾气亏虚，不能推动气血运行，血流缓慢停滞，逐渐形成瘀血；或肾阴亏虚，阴虚内热，热灼伤血液，热与血渐成瘀血；肾阳虚衰，阳虚肾内寒，寒凝血瘀，均可导致血瘀，故肾虚多兼有血瘀。而血瘀则化精乏源，亦可加重肾虚。女子经、孕、产、乳皆以血为用，容易造成气常有余，阴常不足。由于阴血不足，气血运行迟缓，出现血瘀。或是经期产后余血未净，感受寒热湿邪，与余血浊液相互搏结形成瘀血；或是内伤七情，气机不畅，气滞血瘀；或是饮食不节，脾胃虚弱，不能化生气血和水湿，气血虚弱或水湿内停阻滞气机，出现血瘀；或是先天禀赋不足，多产房劳损伤肾气，肾气亏虚，不能推动气血运行，血流缓慢停滞，逐渐形成瘀血。而根据"久病必瘀""久病穷及肾"，亦可导致肾虚血瘀证。因此，肾虚为因，血瘀为果，为肾虚血瘀的基本病理。肾虚瘀血，肾失封藏，瘀血阻滞胞宫胞脉，血不归经，溢于脉外，而产生不孕症等疾病。

三、补肾活血法的源流

1. 创于《内经》

《内经》记载的妇科第一首方"四乌贼骨一芦茹丸",开创了妇科补肾活血的先河。方中海螵蛸(乌贼骨)为君药,补肾精血,固肾收涩;芦茹,现称茜草,散瘀血,生血通经,是活血药;配雀蛋,补益精血;鲍鱼汁,益阴通精。全方的作用是补肾活血通经,主要用于肾虚血枯引起的闭经,即血枯闭经。此方应用动物药来养肾精,并加之活血药,所以它是补肾活血方的第一张方。现多用来治疗血枯闭经引起的不孕。

2. 成熟于汉代

《金匮要略》妇人三篇中的肾气丸。汉代《金匮要略》妇人三篇,治疗"转胞"的经方"肾气丸",方中山药、山茱萸、熟地黄补益肾阴;附子、桂枝温补肾阳,泽泻活血利水;牡丹皮活血化瘀;桂枝能"温经通脉……行瘀";附子能"破癥坚积聚血瘕";干地黄"凉血""逐血痹"。全方补肾活血,治疗妊娠小便不通。20世纪80年代有学者研究此方有抗凝作用,对一些内、外、妇科凝血障碍引起的疾病效果很好，我们在临床通过运用该方治疗血栓前状态的反复性滑胎以及不孕症。

3. 继承与发展于明宋

宋代陈自明《妇人大全良方》是我国第一部较系统的妇科专著。陈氏治疗功能低下的疾病，突出了补肾养血活血的治法。如血枯经闭用乌贼鱼骨丸；室女经闭用柏子仁丸；妊娠小便不通用八味丸；产后虚羸用熟干地黄汤；治疗不孕症用荡胞汤、紫石英丸、养真丸等。

明代张景岳《妇人规》在经脉类中治疗经迟、经少、经闭用大营煎、归肾丸、一阴煎、柏子仁丸、当归地黄饮；在子嗣类中用河车种玉丸、毓麟珠、赞育丹、乌鸡丸等。处方多是滋肾补肾兼养血活血药物，补肾活血法得到了进一步的发展。

4. 总结提高于清代

清代张锡纯的《医学衷中参西录》尤为重视补肾活血法。如肾气丸历代以补肾名方称著，惟张氏指出："肾气丸为补肾之药，实兼为开瘀血之药"。一语道破真机，发前人所未发。他创制的治处女经闭的资生通脉汤，治不孕的温冲汤，治崩、带的安冲汤、固冲汤，均是补肾活血为主之方。

四、补肾活血法在不孕症的经验总结

陈慧侬教授根据异病同治的原理，运用补肾活血法治疗肾虚血瘀型不孕症取得了很好的疗效，可以促排卵、促进子宫发育、通畅输卵管及治疗免疫性不孕症。补肾活血法是基于肾虚血瘀的病机而确立的治法，将补肾法与活血法有机结合，通过补肾促进活血，应用活血益于补肾，相互协同，以改善肾虚血瘀的病理变化，使机体阴阳平衡，邪祛正存。

1. 不孕症肾虚血瘀证的临床表现

（1）病史　有病程长、癥瘕以及感受外邪、情志内伤、体质因素等病史。婚久不孕，或有痼疾（如子宫肌瘤、子宫内膜异位症、子宫腺肌症、多囊卵巢综合征、卵巢肿瘤、盆腔炎性后遗症、功能性子宫异常出血等），反复手术史（如流产、宫腹腔手术等），早婚、房劳多产，经期感受六淫之邪；或不洁的性生活；七情内伤；子宫发育不良或畸形等。

（2）**症状**　月经不调或月经过少、后期、闭经；或月经先期、过多、经期延长、经间期出血、崩漏等；痛经；癥瘕；经色暗；头晕耳鸣，腰酸膝软，精神疲倦，尿频；舌暗，或舌边有瘀点。

（3）**证候分析**　多由先天肾气不足或早婚、房劳多产伤肾，或久病大病，穷必及肾；或由于瘀血阻滞，血不归经；以及肾虚失于封藏，冲任不固，不能制约经血而出现月经先期、过多、经期延长、经间期出血、崩漏等。或因先天肾气不足，经期感寒伤肾凝血，或反复流产、多次宫腔手术创伤冲任，导致肾虚留瘀；亦有经期、产后余血未尽，阴阳交合，既能伤肾，又因血室正开，精浊与余血相结为瘀，发为肾虚血瘀之痛经或癥瘕、月经过少、后期、闭经。由于肾虚冲任虚衰，不能摄精成孕，且瘀血内停，阻滞胞宫冲脉，两精不能相搏故导致不孕。

2. 肾虚血瘀型不孕症辨证要点

（1）分清主次

① 肾虚致瘀　多见于排卵障碍性不孕（无排卵、

黄体功能不足）、不明原因性不孕等。治疗多予以补肾的基础上活血化瘀，如无排卵型不孕表现为月经不调者，首辨证肾阳或肾阴偏虚，选左右归丸，或归肾丸，或五子二仙汤，加活血之品，如鬼箭羽、桃仁、丹参、红花、益母草等，在行经第三天服用。如为黄体功能不足者，用傅青主女方之定经汤以疏肝活血益肾。对瘢痕子宫、内膜过厚、卵不破的不孕，在排卵期或胚胎着床期，用3～5天补肾活血药有助于妊娠。

② 因瘀伤肾　多见于输卵管性不孕、子宫内膜异位症不孕、抗精抗体性不孕等。多由于瘀血阻滞，伤及肾精，治疗在活血化瘀的基础上补肾益气，如输卵管性不孕多由于胞脉瘀滞，治疗予以疏管汤；子宫内膜异位症不孕多由于胞宫血瘀，治疗予以内异痛经灵；抗精抗体性不孕多由于湿热瘀滞，治疗予以消抗方治疗；在此基础上适当加补肾的续断、菟丝子、桑寄生、杜仲等。

③ 瘀血既是病理产物，也是致病因素，产生瘀血的原因多由于气滞、寒凝、湿热、痰湿、气虚、血热、肾虚。因此在病证结合的基础上，结合患者的具体情况，灵活进行加减，如由于肝气郁结者，与四逆散或

305

柴胡疏肝散合用；如寒湿凝滞，可与桂枝茯苓丸或温经汤加减；如湿热蕴结，可与三妙散加减；如痰湿瘀结，可与苍附导痰丸或归芎二陈汤加减；如气虚，可与理冲汤加减；如血热，可与丹栀逍遥散或两地汤加减；如肾气虚，可与寿胎丸加减；如肾阴虚，可与大补阴丸加减；如肾阳虚，可与右归丸或温经汤加减。

（2）顺应周期，补肾活血　陈慧侬教授在补肾活血的同时还结合月经周期的特点灵活进行加减，在月经期血室正开，宜因势利导，用桃红四物汤或生化汤荡涤瘀血，复原胞宫；经后期血海空虚，加用补肾养阴填精之左归饮等以促卵泡发育；排卵期重阴转阳，加用巴戟天、红花、丹参以促卵泡排出；黄体期阳长阴消，阴阳充盛，加用补肾壮阳的右归丸等药物以利子宫内膜生长，促进黄体健运；经前期酌加疏肝活血之柴胡、香附、芍药、丹参、鸡血藤以促内膜生长，有利于胚胎着床。

（3）补肾活血法在不孕症的应用　补肾活血法有促排卵，促子宫发育，改善子宫内环境，调节子宫内膜生长的作用。

① 补肾活血可以改善子宫内膜环境　内膜是受孕

非常关键的原因，子宫内膜环境差，内膜过厚或者过薄都不利于受精卵着床，均可造成不孕，试管助孕特别重视子宫内膜的厚度。有资料表明中药对改善内膜厚度是有一定作用的。

②补肾活血在无排卵型不孕的运用　无排卵型不孕治疗目的是排卵助孕，用补肾活血法有一定促排卵的作用。陈老通过分析患者的症状辨别患者属于肾阳虚或肾阴虚或肾阴阳俱虚，患者可能无明显症状，则辨别月经情况，但要注意特殊情况有月经并不一定有排卵。肾阳或肾阴虚，常选用的方是左、右归丸，或者两方加减，方里面多有血肉有情之品。不论是肾阳虚、肾阴虚还是肾阴阳俱虚，都要注意肾虚和血瘀的病理转化，出现血瘀证，还有就是久病必虚，临床上往往在患者行经第三天用活血祛瘀的药，补肾阳肾阴的同时兼活血，常用活血药有：鬼箭羽，桃仁，丹参，益母草。

③补肾活血在黄体不足不孕的运用　黄体不足的不孕主要表现为月经量少，内膜不增长，治疗予以补肾活血，滋养肝阴。陈老喜用《傅青主女科》的定经汤，该方多用于治疗月经先后不定期，功效不仅活血

补肾，还有调肝的作用，临床研究定经汤可提高黄体素的分泌。

④补肾活血在其他原因引起的不孕，如高龄妇女出现卵泡不破或者是产后后遗症造成的不孕的应用。如瘢痕子宫兼有子宫内膜炎，内膜息肉，或者卵巢功能衰退造成的内膜增生过厚，卵泡囊较差的功能性出血，或者有卵泡而无排卵的不孕，针对这些原因，临床上我们常考虑用补肾活血法。在临床上如卵泡不破，我们在患者排卵期连续使用补肾阳活血药3天，可取得很好的促卵泡排出功效；瘢痕子宫兼有内膜太厚的情况下，我们在受精卵着床后3～5天给予补肾阳活血药效果也很好。在对月经不调不孕者在行经1～2天后给予活血药后受孕成功，对子宫息肉兼宫腔粘连的患者在用活血药后也容易受孕。

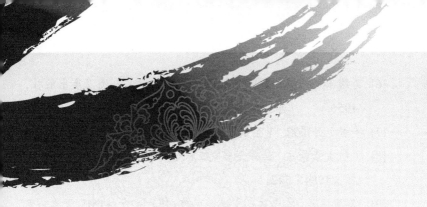

参考文献

[1]　黄帝内经素问[M].北京：人民卫生出版社，1963：13.

[2]　（东汉）张仲景.金匮要略[M].北京：人民卫生出版社，
　　　1963.

[3]　（元）朱震亨撰.施仁潮整理.格致余论[M].北京：人民卫
　　　生出版社，2005.

[4]　（隋）巢元方等著.诸病源候论[M].北京：人民卫生出版社
　　　影印，1955.

[5]　罗嘉纯.不孕症的古代文献及方剂药物组成规律的研究[D].
　　　广州中医药大学博士论文，2010.

[6] （唐）孙思邈. 备急千金要方[M]. 北京：人民卫生出版社，1956.

[7] （唐）孙思邈. 千金翼方[M]. 北京：人民卫生出版社，1956.

[8] （明）张景岳. 景岳全书·妇人规[M]. 广州：广东科技出版社，1984：322.

[9] 傅青主著. 欧阳兵，张成博点校. 傅青主女科[M]. 天津：天津科学技术出版社，2006.

[10] 王秋凤. 调经种子汤治疗排卵功能障碍性不孕症132例[J]. 现代中西医结合杂志，2003，7（12）：697-698.

[11] 张鲜桃. 排卵汤治疗无排卵性不孕症213例[J]. 陕西中医，2002，23（5）：420.

[12] 李小坚，沈坚华. 补肾调肝方治疗排卵功能障碍不孕36例分析[J]. 国际医药卫生导报，2007，13（12）：108-110.

[13] 吴纯清. 补肾助孕汤治疗肾虚型不孕症的病症相关研究[J]. 中国中医基础医学杂志，1997，4（2）：42.

[14] 池雷. 夏桂成教授调周疗法治疗月经病述要[J]. 实用医技杂志，2008，33（15）：4914.

[15] 陆再英. 内科学[M]. 北京：人民卫生出版社，2008：765-770.

[16] Confino E, Friberg J, Gleicher N. Transcervieal balloon tuboplasty[J]. Fertil Steril，1986，46：963.

[17] 徐苓，谷春霞，何方方等. 女性不育的病因与预后[J]. 生

殖医学杂志，1992，1（2）：81-84.

[18] 赵红.中医治疗输卵管阻塞性不孕症的临床研究进展[J].
继续医学教育，2006，20（19）：85-88.

[19] 曹立幸，黄健玲，张明芹.李丽芸教授治疗不孕症临床经
验介绍[J].新中医，2010，42（12）：143-145.

[20] 宋春辉，李桂宅，贾凤新等.桃红通管胶囊治疗输卵管阻
塞性不孕症48例临床观察[J].河北中医，2009，31（7）：
977-979.

[21] 付金荣.蔡小荪辨治输卵管阻塞不孕症经验[J].上海中医
药杂志，2008，42（5）：3-4.

[22] 顾华，辛丽嘉.妇炎汤保留灌肠治疗输卵管阻塞性不孕的
临床观察[J].中国现代药物应用，2010，4（8）：155-156.

[23] 史淑荣.中药外敷热疗法治疗输卵管阻塞17例[J].中医外
治杂志，2007，16（3）：25.

[24] 赵可宁.夏桂成治疗免疫性不孕症经验撷要[J].实用中医
杂志，2000，16（5）：381.

[25] 来叶根.精子免疫性不孕症辨治探讨[J].中国中医药信息
杂志，2001，8（4）：211.

[26] 赵凯.抗免Ⅰ号片治疗女性血清抗精子抗体阳性不孕疗效
观察[J].四川中医，2001，19（4）：57-58.

[27] 刘静君，白志军.免疫性不孕症的中医病因病机及治法探
讨[J].中医药，2005，33（3）：15.

[28] 汤月萍.滋阴抑抗汤治疗妇女免疫性不孕阴虚证的临床研究[J].中医药研究，2000，16（4）：5-61.

[29] 黄健，徐两蒲.滋肾消抗方治疗免疫性不孕的临床观察[J].中国中西医结合杂志，2005，25（10）：9151.

[30] 奚嘉，赵瑞，赵凯等.消抗灵治疗免疫性不孕的临床观察与实验研究[J].辽宁中医杂志，2006，33（1）：31.

[31] 王芳，付金荣.蔡小荪治疗子宫内膜异位症不孕经验.中医杂志，2014，55（4）：283-285.

[32] 景彦林.夏桂成辨治子宫内膜异位症不孕经验.中医杂志，2011，52（21）：1822-1823.

[33] 朱敏，贾翔.褚玉霞治疗子宫内膜异位症不孕经验.河南中医，2014，34（10）：2005-2006.

[34] 黄洁明.欧阳惠卿教授治疗子宫内膜异位症不孕经验.河南中医，2011，31（1）：20-21.

[35] 李彩霞，温玉灵.辨证治疗女性不孕症132例[J].当代医学，2008，（142）：150-151.

[36] 杨家林.不孕症辨证治疗探讨[J].辽宁中医药大学学报，2007，9（6）：84-85.

[37] 孙腊梅，张红.理冲汤灌肠配合灸疗神阙穴治疗不孕症100例[J].吉林中医药，2007，27（4）：36.

[38] 李卫红，陈慧侬.陈慧侬运用补肾活血法治疗复发性流产经验[J].中医杂志，2015，07：554-556.

[39] 李妍，侯丽辉，吴效科. 中医肾主生殖理论探讨及现代研究进展 [J]. 世界中西医结合杂志，2008，09：557-559.

[40] 陈慧侬. 妇科疾病因湿致瘀之我见 [J]. 广西中医药，1996，02：44.

[41] 丘平，陈慧侬. 清热燥湿活血法治疗免疫性不孕一例 [J]. 广西中医药，2003，05：58-59.

[42] 韩百灵. 妇科临床辨证与治疗准则 [J]. 黑龙江中医药，1981，03：40-43.

[43] 韩百灵，韩延华. 五脏病及五脏并病辨证施治 [J]. 中医药学报，1982，03：48-53.

[44] 余丽梅，陈爱妮，陈慧侬. 自拟滋阴清热育卵方治疗卵巢储备功能下降44例 [J]. 广西中医药，2013，02：25-26.

[45] 刘新敏. 李光荣治疗排卵障碍性不孕经验 [J]. 中医杂志，2012，06：467-468.

[46] 罗纳新. 陈慧侬教授运用中药治疗不孕症的临床经验 [J]. 广西医学，2006，11：1818-1819.

[47] 孙海旭，王枫，张普一等. 卵巢储备功能监测研究进展与卵巢早衰的预测 [J]. 国外医学（计划生育分册），2005，05：43-47.

[48] 韩玉芬，程淑蕊，敬文娜等. 卵巢储备功能下降的预测及治疗 [J]. 中国计划生育学杂志，2007，02：117.

[49] 杨冬梓，杨炜敏. 卵巢储备功能的检测方法 [J]. 实用妇产

科杂，2003，04：196-198.

[50] 韩百灵. 妇科气虚血虚的同因异病、异病同治的临床体会 [J]. 中医药学报，1984，05：11-13.

[51] Dal J，Vural B，Caliskan E，et al. Power Doppler ultrasound studies of ovarian, uterine and endometrial blood flow in regularly menstruating women with respect to luteal plase defects[J]. Fertil Steril，2005，84（1）：224-228.

[52] 赵越，阮祥燕，崔亚美等. 不同亚型的多囊卵巢综合征患者临床及实验室指标特征的研究 [J]. 首都医科大学学报，2015，36（4）：567-572.

[53] 丰有吉，沈铿. 妇产科学. 第2版. 北京：人民卫生出版社，2011：256-261.

[54] 李禾. 月经带下病. 北京：中国医药科技出版社，2013：4，151，388-395.

[55] 罗纳新，韦丽君，黎敏. 陈慧侬教授治疗高睾酮血症的经验总结——附49例临床观察 [J]. 广西中医药，2004，04：27-28.

[56] 黎敏，陈慧侬. 舒肝化痰活血祛瘀法治疗高泌乳素血症一例 [J]. 广西中医药，2005，01：47-48.

[57] 何嘉琳，陈少春，傅萍等. 中华中医药学会. 全国中医妇科第七次学术研讨会论文汇编，南京：2007：38-54.

[58] 罗丽兰主编. 不孕与不育 [M]. 北京：人民卫生出版社，

2009：281.

[59] 俞蔼峰. 不育症与内分泌 [M]. 北京：人民卫生出版社，1989：5.

[60] 李卫红，陈慧侬. 陈慧侬教授治疗输卵管阻塞性不孕的经验 [J]. 广西中医药，2017，40（04）：60-61.

[61] 李卫红，余丽梅，陈爱妮等. 陈慧侬补肾活血法治疗子宫内膜异位症的经验浅析 [J]. 辽宁中医杂志，2015，42（11）：2083-2084.

[62] 李卫红，陈慧侬. 陈慧侬运用补肾活血法治疗复发性流产经验 [J]. 中医杂志，2015，56（07）：554-556.

[63] 韩延华编著. 中国百年百名中医临床家丛书　妇科专家卷韩百灵 [M]. 北京：中国中医药出版社，2007：5，69-80.